ただいま留学準備中

改訂第2版

医師が知るべき留学へのコンパス

|監修| 田中　栄 　|著| 永田向生　大谷隼一

|英文監修| Larry Frumson

Preparing to Study Abroad

南江堂

初版の監修の序

　臨床医にとって，海外留学の目的は何でしょうか？

　自らの臨床技能や研究を発展させること，異文化に触れること，外国の友人を作ること，様々な意味で見聞を広めること，日本での日常業務からの逃避，ただの観光（？）……人それぞれに留学の目的は異なるでしょう．しかし私は，最も重要なのは，「海外での経験が自ら（そして日本）を見つめなおす絶好の機会になる」ということだと思います．このような体験は，その後の人生に豊かな彩りを与えるでしょう．そのような理由で，私は後輩に相談されたときには，「機会があったら是非留学したほうがいいよ！」と勧めています．

　留学先として最も人気が高いのは米国です．今でも医学領域では，臨床・基礎研究とも米国が世界をリードしていることは疑いありません．米国は「人種のるつぼ」とも呼ばれるように，多くの人種が共存し，移民のパワーによって発展してきた国です（もっとも wikipedia によれば，「混ぜても決して溶け合うことはない」ことから，最近では「人種のサラダボウル」とも呼ばれているようですが）．現在中心的な活躍をしている方々の中にも，海外から移り住んで来られた方が少なくありません．米国が海外からの留学生を積極的に受け入れてきたのも，そのような歴史があってのことでしょう．しかし残念なことに，そのような自由でおおらかな雰囲気は，2001 年 9 月 11 日のテロを境に少しずつ失われてきているように思われます．それとともに，海外からの留学に対するハードルもますます高くなってきています．以前に比べて，留学する際に必要とされる事務手続きや書類が増加し，米国留学を希望する日本人泣かせになっています．このようなハードル自体を楽しむ心理的余裕があればいいのですが，それでなくても日常業務に忙しい臨床医としては，できればそのような事務作業は手っ取り早く終わらせて本来の留学準備に邁進したい，というのが本音でしょう．

　本書の執筆者である大谷隼一氏も，そのような悩める臨床医の一人でした．整形外科医として米国に臨床留学されましたが，留学準備の過程では大変苦労されたようです（あまりお手伝いできずにすみません……）．本書は，大谷氏が自らの苦労を後輩に味わわせまいとしてまとめたマニュアル

であり，体験記でもあります．昔と違ってインターネットには留学のノウ
ハウについての情報が溢れており，ともすれば情報の洪水に溺れてしまい
そうになるかもしれません．本書は，情報の大海原の中で大谷氏がまとめ
上げた海図 Chart であり，中には彼が辿り着いたエッセンスが詰まってい
ます．大谷海図を手に，皆さんも海外留学という波乱と希望に満ちた航海
に出てみませんか？

　それでは Bon Voyage !!

2016 年 3 月

東京大学医学部整形外科学教室 教授

田中　栄

第2版の監修の序

　2016年に『ただいま留学準備中』の初版が世に出てから，早いものでもう7年近くが経ちました．この間，新型コロナウイルス感染症（COVID-19）によるパンデミックという想定外の災厄が世界を襲い，留学はおろか海外旅行さえもままならない時期が続いたため，ただでさえ少なくなっていた日本人留学生がますます減少することになってしまいました．しかしパンデミックも3年が過ぎ，相変わらず感染者は増減を繰り返しているものの，海外との交流もようやく回復してきました．サッカーのFIFAワールドカップ応援のためにカタールに駆けつけた日本人サポーターを観ていると，COVID-19などどこかに消え失せたかのごとくです（それはそれで問題な気もしますが……）．

　ということで，このたび満を持して『ただいま留学準備中』第2版発刊の運びとなりました．初版で執筆された大谷隼一氏に，今まさに米国リアル留学中という永田向生氏を執筆者に加え，情報がアップデートされています．同じ米国ではありますが，留学先が異なっているせいか，必要な手続きなどが多少異なっているのも興味深いです．ときとして本文よりも充実しているようにも見えるCOLUMNもこの書籍の読みどころです．COLUMNではしばしば留学前後に色々と苦労した著者らの実体験が語られていますが，複数の著者でテイストも異なっており，一部に著者の強い思い入れや独断（？）が入っているのも，かえってリアリティを高める薬味になっています．皆さんも読んでいて，自分が実際に留学の準備をしているような感覚を持たれるのではないかと思います．

　さて，初版でも書きましたが，基本的に私は若い人には是非海外留学していただきたいと考えています．その理由としては，最新の臨床や研究に触れて，それを身につけるということももちろん重要なのですが，それ以上に海外の同年代の医師や医学研究者と切磋琢磨し，また親交を深めることによって，外国（人）に対するコンプレックスや偏見をなくすことが大事だと思っているからです．またまたワールドカップネタで恐縮ですが，今回の大会で活躍した日本人プレーヤーの多くが海外経験者であったのは，海外でプレイすることで海外のライバルに対するコンプレックスや恐

怖心がなくなったことが大きかったのだと思います．是非皆さんも海外での武者修行を経て，世界（ワールド）の舞台（カップ）で活躍する医師・研究者を目指してください！

2023 年 9 月

東京大学医学部整形外科学教室 教授

田中　栄

初版の序

「来年，留学してみたら？」

　この言葉を聞いて私の心は踊りました．やった！海外生活ができる．私の幼馴染みの中には学生時代のうちに留学を経験している者や，社会人となってから海外赴任をしている友人が多く，いつかは自分も海外生活をしてみたいと以前から考えていました．自分もいつの間にか臨床医として8年目になっていて，海外で催される国際学会に参加する機会も増えてきており，海外の医師ともっと流暢にコミュニケーションできれば，さぞかし楽しいだろうとも感じていました．また，そのような国際舞台で出会う日本人医師の諸先輩の中には，留学を経験している方が多く，彼らの国際学会での振る舞いにとても刺激を受けていたのです．

「是非，留学したいです」

　そう返事をしてから渡米までの間，想像以上に留学準備に苦労しました．留学先で苦労することは想像していましたが，準備にこんなに苦労するとは……．海外支社に転勤する会社員の方とは勝手が随分異なり，臨床医は自身で留学準備のすべてを進めなくてはなりません．勤務先に退職届を出したり，愛車を売却したり，借りていたマンションの退去手続きを取ったりしていましたが，はたして本当に予定どおりに留学できるのか不安で仕方ありませんでした．様々な方のサポートと幸運も重なり，私の留学準備は，最終的にとても順調に終わりました．

　私が留学した後も，続々と日本人の先生方が留学してくるサンフランシスコ・ベイエリアに住んでいると，多くの方が渡米準備に大変苦労されたという話をよく聞きます．私も含めて留学経験者は，その苦労を人に話すのも人から聞くのも，最終的には笑い話としてとても楽しむことができます．しかし，その苦労を通じて人間として大きく逞しくなると言えば聞こえはよいかもしれませんが，研究などの本業で結果を出すうえでは無駄な障壁となる可能性もあります．多くの場合，留学期間も渡米までの日本での時間も有限です．結果を出すスピードだけを考えたら，留学までの期間

は渡米後の研究準備や英語力の向上にあて，渡米直後のセットアップも早く順調に終わらせ，腰を落ち着けて本業に取り組めるほうがよいに決まっています．

　ともすると，若い医師にとって留学への準備は面倒くさそうで得体のしれないものであり，留学への志を妨げる一因になっている可能性があります．本書を手にとってくれた先生方が，留学準備の全体像と流れを知ることができ，「なんだ，これなら自分にもできそうだ」と感じてくれれば本望です．すぐに通読できる読み物として気軽な気持ちで読んでいただきたいと考えています．

　ご監修いただいた東京大学医学部整形外科学教室の田中栄教授に深謝いたします．また，英文監修においては日本の大学で教壇に立ち，われわれ医療者への英語指導経験も豊富な Larry Frumson 氏にご協力いただきました．若輩者の単著であり，青くさく読みにくい文章もあるかと存じますが，ご容赦いただけると幸いです．

　2016 年 3 月

大谷隼一

第2版の序

　2019年末に武漢から世界に広がったCOVID-19のパンデミックは様々な影響を社会に与えました。緊急事態宣言でこの国の街中から人が消えた2020年，流行状況に応じて様々な感染対策を模索した2021年。コロナとの共存を模索した2022〜2023年。この本を手に取っている医師の中にも大変な経験をされた方もいるかと思います。激動のこの数年間は，留学をしたくてもできない，留学を計画していたが中断・キャンセルになってしまったなどの事例を聞きました。そんな世界中が鎖国していた数年を経て，今また世界に飛び出そうとしている医師・研究者たちが増えてきつつあると実感しています。私自身も臨床医12年を経て，たまたまいただいたお話に無事に乗っかり，米国・ケンタッキー州Louisville（ルイビル）に辿り着き，この文章を書いています。

——ともすると，若い医師にとって留学への準備は面倒くさそうで得体のしれないものであり，留学への志を妨げる一因になっている可能性があります——

　初版の大谷先生の序文にあったように，確かにこの準備期間は得体の知れない疲労感に囚われていました。留学準備はゴールの位置やどれくらいのペースで進むかがわからないマラソンを走るようなものでしょう。しかし準備が面倒臭いから，という理由だけで留学のモチベーションを下げるのはもったいないかなと，私は思います。そうならないための工夫を第2版では随所に散りばめてみました。

　もちろん本書は無条件に留学を礼賛するものではありません。留学をすることで，その間に日本にいたら得られたであろうポジションや，金銭面でのメリットを失うこともありえます。また臨床医の場合は，職場の医療に貢献する公共財でもあるという側面もあり，皆が皆で職場を飛び出して留学したら日本の医療現場も困ってしまいます。「医局員量保存の法則」（☞p73のCOLUMN 10）というのがあって，医局長時代に送り出す側の苦労も多少なり知ってしまったからでもあります。

　それでもなお，留学が決まるときのなんとも言えない喜びは，是非体験してもらってほしいと思います．私の場合は，留学できそうな時期を見繕って，そこに向けて色々なツテをたどりました．なかなか希望のプログラムが見つからなかった中で，今の施設をご紹介いただきました．実は，とある年に申し込もうとして口約束を取り付けていたのですが，先に決まりかけていた別の国のドクターが諸々の手続きに間に合わないので，1年前倒しで来てくれるかと逆にオファー？をもらう形になりました．多くの留学経験者が語っていましたが，行き先が決まらなくてモヤモヤする中でも，「決まるときは一瞬で決まってしまう」ものなのです．とはいえ新年度の人事が決まっていたので，各方面にご迷惑をかけることとなりました．日本の上司から留学の許可をいただき，現在の指導医の一人であるDjurasovic 先生（Dr. DJ と呼んでいます）にメールを送ったところ，最後にこんなメールが届きました．

Hi Dr. Nagata:

That is great to hear! Congratulations! We are all excited to have you join us to train at the Norton Leatherman Spine Center.
Just to review– again the plan is a one-year research fellowship in clinical outcomes research with Dr. Leah Carreon from XXXX until XXXX. This would be followed by a one-year clinical fellowship from XXXX until XXXX.

I have copied YYYYY, our fellowship coordinator, on this Email so she can begin procedures to obtain medical license and credentialing.

Again, we really look forward to you joining us!

Best Regards
Mladen Djurasovic

　あ，今決まったんだなーと妙な感慨を覚えて，ふっと肩の力が抜けたのが渡航7ヵ月前．こういうメールを見ると人はどうするのか？数日ニヤニヤしてぼーっとしてしまうのです．そのさらに数日後にはえらいことになったと自覚して，ここから本書の内容が始まるわけです……．

　第2版もご監修いただいた東京大学医学部整形外科学教室の田中栄教授に，改めて深謝いたします．大谷・永田が臨床寄りの視点であったので，COLUMNにおいては，東京大学医学部アレルギーリウマチ内科より研究留学をしている太田峰人先生にご協力いただきました，ありがとうございます．またこの本の製作過程で，初版において英語監修の協力いただきましたLarry Frumson氏がお亡くなりになられていたことを知りました．氏は英文指導においては日本の大学で教壇に立ち，コロナ禍の前はわれわれ東京大学医学部整形外科・脊椎外科学教室の医局員に対面指導もしていただいていました．ここに謹んで哀悼の意を表します．本書は若輩者の見聞や個人的な意見が多数含まれておりますが，読みやすさ重視で編集いたしまして，筆者らが属する組織の意見ではありません．これらの点，何卒ご容赦いただけると幸いです．

　2023年9月

永田向生

目 次

留学直前から到着直後まで　　✈

web 付録

欧文履歴書フォーマット
戸籍謄本の英訳フォーマット

https://www.nankodo.co.jp/books/9784524204168/index.html

COLUMN

はじめに

　インターネットの普及や日本国内需要の縮小に伴い，企業では急速なグローバル化への取り組みが行われ，世界で活躍する人材が求められています．医療業界に目を向けても，ゲノム医学や再生医療をはじめとした様々な分野で医療技術の進歩は著しく，新たなブレイクスルーを見つけるべく世界中で競争が行われています．世に輩出される英文論文数は増え続けており，特にアジア諸国からの論文数増加は目を見張るものがあります．しかし先進国の中で唯一，日本の論文数は減少しているというデータがあります．日本の臨床医学および基礎医学の研究分野における国際的なプレゼンスは，急激に低下してきているのです．このように，国際医療社会における日本の将来に暗雲が漂う中，日本人医師のグローバル化は極めて重要な課題で，研究留学を目指す医師に対しての手厚い支援が望まれます．

　インターネットにつなげば情報が溢れる現代社会ではありえないことのように思われますが，留学準備を行うにあたり，私が最初に実感したのは留学に向けての情報不足でした．留学できる状況になったが，どこに留学しようか，どんな手続きがいつまでに必要なのか，住居はどうやって決めるのか……．私は途方にくれてしまいました．正確に言うと，留学に関する情報は容易に手に入るのです．学会や講演会の懇親会で先輩方の経験を聞く，インターネットを介してブログや SNS に存在する医療系の留学コミュニティから情報収集をする，過去の留学に関する書籍を購読する，などによって有益な情報はいくらでも手に入ります．しかし情報が膨大かつ非時系列的であるため，どのタイミングでどのように利用すればよい情報なのか，今の自分にとって必要な情報は何なのかを取捨選択し，理解するのは意外とむずかしいものです．先輩方のブログを読んでいると，留学に対する熱い思いや留学生活に関する記述が本当に面白く，ついブログ開設時の記事から読み直しているうちに時間だけが経ってしまい，留学準備がまったく進まない！　留学に関する溢れる情報の中で，迷子になってしまうのです．

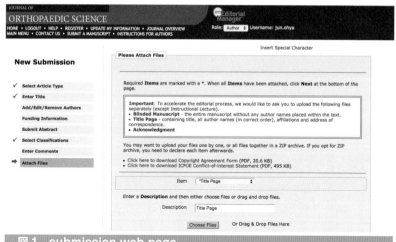

図 1　submission web page

[https://www.editorialmanager.com/orth/default.aspx より引用]

　実際調べてみるとわかることですが，ビザ取得に向けての必要な書類や，留学先施設から求められる書類提出行程は非常に煩雑で，留学前にすべき新生活セットアップの準備も多岐にわたります．自分自身で留学先とコンタクトを取り，助成金を獲得し，ビザ申請や留学先での住居を決めるというすべての行程を，日々の臨床業務の中で行うためには，非常に高い処理能力が求められるのです．これらが留学に対してのハードルを高くしてしまう要因ではないでしょうか．

　この煩雑さは，論文投稿と似ています．英文雑誌に論文投稿をしたことがある医師であれば，論文投稿とは，ただ原稿を雑誌のサイトにupload すればよいだけではないことがわかるはずです．manuscript や table，figure 以外に，同意書や共著者の disclosure など様々な書類が求められます．かなりの量の事務作業があり，しかも投稿規定が雑誌ごとに異なることが論文投稿をさらに煩雑なものとしています．reviewer も忙しいのだから生半可な気持ちで投稿してくれるな！という編集者側の気持ちが表れているのでしょう．あの煩雑な作業をわれわれに強いることで，われわれを篩にかけているに違いありません．とはいえ，多くの雑誌では submission web page（図 1）があり，その存在のおかげで投稿過程中に迷子になることは

ほとんどありません．どの書類が不足しているか？ abstract の文字数が
オーバーしていないか？ などは web page の指示に従って進んでいけば，
何とかゴールに辿り着くものです．投稿規定がわからなくなれば，instruc-
tions for authors に access することで疑問は解決できます．投稿後は sub-
mission status がどの段階まで進んでいるかもわかるし，disclosure を返信
してくれてない共著者に対して，journal 名義で催促のメールまで送れる
ものもあります．

　留学準備がわれわれ臨床医にとって大変な理由は，この submission sys-
tem のような羅針盤が欠如しているからだと思います．しかも，足りない
ものがあれば後で追加すればよい論文投稿とは異なり，留学時期は決まっ
ていることが多いため，準備にはおのずとタイムリミットが存在します．
機を逸すると，留学時期が遅れてしまうかもしれません．日本の職場を退
職して留学する医師であれば，しばらく無給で日本での生活を送らねばな
りません．住居も解約してしまっているかもしれず，死活問題となります．

　あなたの周りには，留学に適した環境はあるでしょうか？ もし医局に前
任の留学者がいるなどの恵まれた環境が自分の周りにあれば，感謝しなく
てはなりません．適切な時期に適切な行動をとれるように，偉大な先輩が
導いてくれるはずです．これは代々受け継がれた組織の DNA であり，自
分で選んで享受できるものではないのです．また残念ながら，日本の病院
で医師の留学準備を代わりにサポートしてくれるような部署はありませ
ん．一般的な企業の駐在員の場合，会社のサポートでビザ取得や渡航直後
の住居などの準備を進めてもらえると聞きます．われわれ医師を取り巻く
環境とは大違いです．秘書が，留学のすべてをアレンジしてくれるような
恵まれた医局も世の中にはあるのでしょうか？

　このような医療業界や医師個人を取り巻く多くの困難な環境のために，
留学をためらってしまうのは残念です．留学経験者の中には，「留学準備の
苦労も，留学の醍醐味である」とおっしゃる方もいます．しかし毎回，日
本人医師が渡航するたびに同じ苦労を味わっているのでは，日本人として
進歩がありません．留学準備によけいな労力・時間をかけるよりは，日本
での実験・臨床業務をまとめあげ，家族や旧知の友人とすごす日本での残

された時間に割くほうがずっと有益です．また，このような苦労は渡航後も続くのです．せっかくの限られた海外生活を，セットアップ作業に追われてしまうのではもったいないと感じます．

　留学準備で苦労した点や対応を振り返り，それに対する tips をわかりやすく紹介することで，日本人医師の皆様の留学へのハードルを少しでも低くしたいというのが本書執筆の動機です．また，医学英語に精通している Larry Frumson 氏に監修いただいて，留学準備中に遭遇するいくつかの状況で役に立つと思われる英語文例を付記しました．英語に不自由を感じない方にとっては不要と思われるかもしれませんが，いくら英語に堪能であっても，その状況にならなければ使わない言い回しはたくさんあります．私自身は帰国子女でもなんでもなく，留学中のコミュニケーションにも苦労している平凡な日本人です．特に留学前の準備で必要なコミュニケーションには，大変悩まされました．留学先の施設の秘書さんに書類の催促をしたり，顔も見たことがない現地の人に家を貸してくれとお願いしたりなど，それまで想像だにしなかったシチュエーションに直面し，その場で必要な英語に苦労しました．本書が，忙しい医師の方々の時間節約に少しでも役立てば幸いです．本書に記載してある言い回しを参考にして，どんどん自分のお気に入りの会話文をアップデートしてください．

　留学は貴重な経験であり，確かにその準備も留学しなければ味わうことのできない一つの醍醐味ではあります．大なり小なり失敗することもあるでしょう．というよりは，そもそも失敗するために留学したような感覚もあります．ただ，その煩わしい過程はなるべく短縮し，留学先で自分の力を発揮すること，成長することに時間をかけるほうがよいに決まっています．効率よく全体の流れを把握していれば，致命的な失敗をせず，リカバリーショットを打つことが可能になります．失敗することを恐れて留学に二の足を踏んでいる若手医師が，本書を読むことで少しでも留学に対して前向きになっていただければ幸いです．

（大谷隼一）

初版の著者であり，同門の先輩ともなる大谷隼一先生との出会いは，2012年4月1日，医師になって3年目の横浜労災病院整形外科の勤務初日になります．この日は医局（医師の互助会のようなものです）に属した初日でもあり，整形外科医としての後期研修が開始された初日でもありました．以後，初日の飲み会に始まり，入局4年度上の先輩であった大谷先生には様々な面でお世話になっていました．

　2015年からの大谷先生のサンフランシスコへのご留学．その間に同地で国際腰痛学会があり，留学先を見学させてもらいました．そして2016年に大谷先生はご帰国．本が発売されたから買いなさい，と先輩の教えに，「はい」か「YES」で応える模範的医局員だった私は，迷うことなく『ただいま留学準備中』の初版を購入しました．大谷先生の留学に触発されたように2017年に私もAO Spineという財団の援助でイタリアへ手術研修（Istituto Ortopedico Galeazzi, Milano, Italy）に行きました．このときは短期でしたので，ビザの申請など複雑な手続きは不要でした．そして，やはり海外で長期に学んでみたいなと思っていました．

　時を経て，2020年初頭からいわゆるCOVID-19のパンデミックが，各国で影響を及ぼし始めました．世界中で各国が国境を閉ざし，医師や研究者を取り巻く環境が大きく変わってしまいました．2020～2022年は留学が中止になる事例も多数ありましたが，各国が再び留学生の受け入れを開始し始めてきた2022年初頭，次々と決まっていく後輩の留学に触発されて，私自身の留学も道筋がたちました．その準備期間では，『ただいま留学準備中』を本棚から引っ張り出し再び手にして，数ヵ月を過ごしました．気がつけばメモ書きで真っ赤になっていました．

この情報は今では違っていますよ！
ここのところ家族がいる場合はこの手続き必要です！
もういっそ改訂版出しましょう！

　出会ってから10年の時を経て，先輩に生意気にも意見をするさらに模範的な医局員になった私ですが，気がつけば南江堂の担当者を大谷先生により紹介されて，皆様とこの本の打ち合わせしていました．

　本書は3部構成としました．前半の**第1〜4章**（「留学が決まったら」）では，上司から留学の許可はもらったものの何から準備すればよいのかわからない方のために，留学前の準備の話を書きました．まずは**第1章**につけた全体の流れを見て，大まかなタイムスケジュールを把握してください．各章は円滑に渡米準備が進むように，継時的に記載したつもりです．次に，留学を将来的に考えているが具体的に決まっていない段階の話を，**第5・6章**（「留学が決まる前に」）で書きました．卒後間もない若手医師や，留学まで少し時間的余裕のある方に読んでいただきたいと考えています．基本的に医師向けの内容ですが，理系の研究者全般の渡航にも使えるように第2版では加筆したつもりです．最後に，留学直前〜渡米直後に必要な新生活のセットアップについてを，**第7章以降**（「留学直前から到着直後まで」）に記しました．とにかく複雑な住所とSSNや銀行口座の関係を把握できるような図を設けました（**第9章**）．また，各章の冒頭には，Pointと必要時間・必要金額の目安をまとめました．先に各章の冒頭のみ読んで，必要な箇所を熟読してもらっても大丈夫です．

　留学準備中には，これまで勉強してこなかったような特殊な英会話が必要となる機会が訪れます．様々なシチュエーションで必要になると思われる英文文例をいくつか挙げました．簡単なEmailから形式ばった言い回しまで，丁寧さに少し幅をもたせました．

　本書内の情報は，2023年7月までに確認した情報を上書きする形で掲載していますが，これらの情報は日々変化していくものです．また記載している内容も，自分の体験や，出会った留学医師たちの体験談を元に作成された，いわば個人的な経験です．本文は主に大谷隼一・永田向生の2人の著者の体験を元に架空の『私』のものとしてまとめており，それぞれ異なる状況だったものを擦り合わせていることをご了承ください．2人は臨床留学であったため，COLUMNには研究留学をしている太田峰人先生に加わっていただきました．

以下，3人の留学時期・場所・状況をまとめます.

大谷隼一	2015-2016 年	米国・カリフォルニア州・サンフランシスコへ単身で留学，主に臨床研究
永田向生	2022 年〜	米国・ケンタッキー州・ルイビルへ家族連れで留学，主に臨床研究および臨床業務
太田峰人	2022 年〜	米国・カリフォルニア州・ベイエリアへ家族連れで留学，主に基礎研究

本書の内容は，あくまで各人が留学生活を円滑にスタートするための1つの参考と考えてください．なるべく多くの情報根拠を知ってもらうべく注釈をつけているので，情報元の確認と最新情報の更新に利用してください．

本書が，読者の皆様の煩雑な手続きの道標になることを共著者として願っております．それでは，初版と同じ言葉で「はじめに」を締めます．

本書を読むことで少しでも留学に対して前向きになっていただければ幸いです.

（永田向生）

MEMO

留学が決まったら

第1章

留学が決まったらまずやることは

Point!

・留学開始の期間を確認する．現在の職場との折り合いをつける．
・資金調達・実績作りは早めに動いておく．
・必要時間：奨学金申請書類作成時間は最初のフォーマットを作れば，
申込数×数時間で対応可能！
・必要金額：将来の留学期間に必要な金額を準備する！

大まかなスケジュールの確認

　まずは留学の決定，おめでとうございます．医学や生命科学の研究が盛んな米国でしょうか？ 伝統ある欧州の研究施設でしょうか？ それとも発展著しいアジアの施設でしょうか？ 色々と夢が膨らんでくる時期だと思います．まずは受け入れ可能な開始時期や，大体の留学期間を確認しましょう．ご家庭をすでにお持ちの場合は，子供の学校のことも含めて家族との打ち合わせも必要でしょう．また現在の職場の退職時期も相談しないといけません．そして3ヵ月以上の留学では基本的にビザが必要です．まず全体像を図1で把握して，忙しい中でも準備を進めていきましょう．

ビザの種類の確認

　まず，取得すべきビザの種類を留学先施設から聞きます．米国へ行く多くの研究留学者がJ-1ビザ（交流訪問者ビザ）で入国すると思われますので，本書ではJ-1ビザ取得の流れを解説します．短期留学の場合は，留学先にDS-2019（適格証明書）発行をしてもらう必要がないB-1ビザ（商用ビザ）またはB-2ビザ（旅行または治療目的だが医学系実習にも指定され

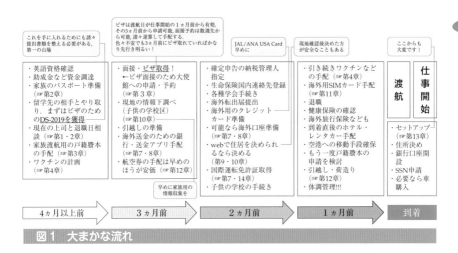

これを手に入れるためにも諸々提出書類を整える必要がある。第一の山場

ビザは渡航日が仕事開始の1ヵ月前から有効，その3ヵ月前から申請可能，面接予約は数週先から可能，諸々逆算して手配する。色々不安でも3ヵ月前にビザ取れていればかなり先行き明るい！

JAL/ANA USA Card 早めに

現地確認決めた方が安全なこともある

ここからも大変です！

渡航 **仕事開始**

・英語資格確認
・助成金など資金調達
・家族のパスポート準備
・留学先の相手とやり取り，まずはビザのためのDS-2019を獲得
・現在の上司と退職日相談（☞第1・2章）
・家族渡航用の戸籍謄本の手配（☞第3章）
・ワクチンの計画（☞第4章）

・面接・ビザ取得！
　←ビザ面接のため大使館への申請・予約（☞第3章）
・現地の情報下調べ（子供の学校区）（☞第10章）
・引越しの準備
・海外送金のための銀行・送金アプリ手配（☞第7・8章）
・航空券の手配は早めのほうが安価（☞第12章）

早めに家族用の情報収集を

・確定申告の納税管理人指定
・生命保険国内連絡先登録
・各種学会手続き
・海外転出届提出
・海外用のクレジットカード準備
・可能なら海外口座準備（☞第7・8章）
・webで住所を決められるなら決める（☞第9・10章）
・国際運転免許証取得（☞第7・14章）
・子供の学校の手続き

・引き続きワクチンなどの手配（☞第4章）
・海外用SIMカード手配（☞第11章）
・退職
・健康保険の確認
・海外旅行保険なども
・到着直後のホテル・レンタカー手配
・空港への移動手段確保
・もう一度戸籍謄本の申請を検討
・引越し・荷造り（☞第12章）
・体調管理!!!

・セットアップ（☞第13章）
・住所決め
・銀行口座開設
・SSN申請
・必要なら車購入

4ヵ月以上前　→　3ヵ月前　→　2ヵ月前　→　1ヵ月前　→　到着

図1　大まかな流れ

ることがある）取得でよいでしょう．J–1ビザで入国し，長期間滞在することになったためH–1Bビザ（就労ビザ）に切り替える人もいます．

J–1ビザで留学する場合で，留学開始時期が3ヵ月以内に迫っているという人は，要注意です．本章を読み飛ばして，ビザ獲得に全力を注いでください（☞**第2章，第3章**）．

資金調達

　留学するにあたり，先立つものはお金です．経済状況を取り巻く環境は留学者それぞれで異なるでしょう．ですが，留学先から給料が出る/出ない，または現在のポストから継続的に給料が出る/出ないにかかわらず，医療機関以外から留学資金を調達する手立てがあるのなら，もらえるものはもらうに越したことはありません．海外留学者のための研究費や渡航費を助成してくれる財団などの支援機関がいくつかあります．留学開始までにある程度の時間的余裕がある人は，海外渡航助成金獲得を狙ってみてください．一部の財団名を**表1**に挙げます．**UMINのwebページ内にはFINDという研究助成金などの情報が随時アップされる項目がありますので，非常に便利です**[注1]．

　それぞれ助成金の募集要項をよく読むと，いくつかの応募条件があることに気づきます．条件の制約としては，**年齢，留学期間，博士号獲得の有無**などがあります．年齢については，40歳以下という制限があることが多

表 1　海外渡航助成金のある財団（例）

財団名	名称	ホームページ
アステラス病態代謝研究会	海外留学補助金	https://www.astellas-foundation.or.jp/
上原記念生命科学財団	リサーチフェローシップ	https://www.ueharazaidan.or.jp/
第一三共生命科学研究振興財団	海外留学奨学研究助成	https://www.ds-fdn.or.jp/
内藤記念科学振興財団	海外研究留学助成金	https://www.naito-f.or.jp/jp/
日本学術振興会	海外特別研究員	https://www.jsps.go.jp/
持田記念医学薬学振興財団	留学補助金	https://www.mochidazaidan.or.jp/
安田記念医学財団	海外研究助成	http://www.yasuda-mf.or.jp/

ホームページ URL は 2023 年 4 月時のもの.

いようです．また，あまりに短期間の留学は条件を満たさない場合が多いです．博士号取得または取得予定を選択条件に入れている助成金もあります．応募したかったけれど条件が合わず，申請すらできないこともあるかもしれません．留学を希望している若い医師は，このような条件が助成金獲得には要求されるということを念頭に，自分のキャリアパスを考えたほうがよいと思います．海外渡航助成金の場合は，同じ時期の留学予定者しか選考対象になりません．条件を満たさなければ助成金に申し込めないのは他の応募者も同じですので，思ったより助成金獲得のライバルは少ないはずです．**留学開始予定日の 1 年前には募集要項をチェックしておきましょう.**

受け入れ許可証　　　　　　　　　　　　　　　　　　　

　　多くの場合，海外渡航助成金申請には留学先からの受け入れ許可証が必要です．この受け入れ許可証をもらうためのやりとりが，留学先の秘書さんとのファーストコンタクトである場合も少なくありません．受け入れ許

注 1) 大学病院医療情報ネットワーク研究センター（University Hospital Medical Information Network Center：UMIN）の web ページ内の「FIND」には研究助成公募の情報が載っていて便利（https://center6.umin.ac.jp/cgi-open-bin/josei/select/index.cgi?serv=jlist&func=search&nendo=now&order=end_date）［2023 年 4 月閲覧］

可証には，留学期間の明記を要求されることがほとんどですが，この時点ではビザ発行作業もまだ進んでいないため，留学期間が曖昧であることが多く，秘書さんが発行を渋るケースもあります．ここでは，**仮でよいので留学時期を決めてしまい，それに向けて留学準備を進めていく方法がよい**でしょう．留学期間の変更は後で融通がきくと思われますが，書類不備のために募集期間を過ぎてしまい助成金の申請ができなければ，助成金獲得レースのスタート地点にも上がれません．留学先とのやりとりに関して，いくつか英文文例を挙げますので参考にしてください（☞**Situation #1**）．

助成金獲得に必要なもの

★★ 申請書

機関ごとに申請書の書式が決まっています．留学中に予定している研究テーマや研究内容についての記載を充実させなくてはなりません．申請書に記載した研究を行う施設として留学先予定施設が相応しいかどうか，などが問われることもあります．

★★ 履歴書

履歴書を充実させましょう．論文数，特に peer review のある英文誌への掲載歴がたくさんあるとよいです．これは渡航前の数ヵ月前から準備できることではありません．**若いうちから意識を高くもち，日々の臨床業務に励みながらも，コツコツと実績を積み重ねていく必要があります**．また，一度**日本語版と英語版で作っておくと，様々な財団への応募に応用できます**ので，早めに作っておくことをお勧めします（☞**第5章**「履歴書を作ってみよう」）．

★★ 学内（施設内）推薦状

応募要項をよく読んでください．推薦者が施設長（大学病院であれば学部長か病院長など，市中病院であれば院長）なのか科内のチーフ（大学病院であれば教授，市中病院であれば診療科部長）なのかで，応募者に要求されるレベルが大分違います．大学病院勤務であり，施設長の推薦書が求められる場合は，他の応募者との競争が激しくなると覚悟したほうがよいでしょう．なぜなら，推薦者が1つの助成金申請に対して推薦状を書くのは原則1人だけであり，推薦状をもらえるかどうかは他科医師との競争に

なってしまうからです．規模の大きな大学系の研究機関では，複数人が選ばれる実際の財団の選考よりも，1人だけ推薦となる学内選考の方がハードルが高いケースもあります．履歴書が充実しているかどうかについていうと，大学院在籍の経験がある人，そして外科系よりは内科系の医師のほうが業績が多く，有利となる傾向があると思います．

★ 英語成績

　TOEFL や TOEIC などの英語語学力の成績を要求する機関もあります．留学生活を開始すればペラペラ英語が話せるようになるわけではないので，留学前からの英語学習は必須です．また，J-1 ビザ取得に必要な留学先からの DS-2019 発行条件にも英語力が加わりました（2015年1月5日より；☞ **第2章**）．これまで研究留学では必要ありませんでしたが，これからは留学前に英語面接で評価されたり TOEFL などの英語学力テストで良い結果を残す必要が出てきそうです．これらの試験の結果も受験後すぐに返ってくるわけではありませんので，助成金申請に間に合うように，受験日程も計画的にスケジュールするべきでしょう．

　その他，詳細は各機関のホームページを参照してください（**表1**）．必要な書類，募集期間などの情報とともに前年度までの助成金受領者の研究演題名などが掲載されていることも多く，その傾向は申請先を選ぶのに有用だと思います．多くの場合，申請登録専用 web ページがあります．

COLUMN 1

基礎医学の留学先の決まり方

　私はリウマチ内科医として数年働いた後，大学院ではゲノム機能についての研究を経験しました．そこでこの分野の研究の奥深さに惹かれ，もう少し視野を広げたいと思い留学を決意しました．

　まず，これまで論文を読んで魅力的に感じた研究室数件の PI（principal investigator，研究室の主宰者）にメールを送りました．最終的に留学を開始した時期の 8 ヵ月前です．メールの内容は相手によって少しずつ変えましたが，

①簡単な自己紹介
②これまで自分が取り組んできた研究内容
③なぜその研究室に応募したか．もしメンバーになったらどのような研究がしたいか
④Reference の先生方（日本の指導教官など）3 名の連絡先

を記載しました．また自分の CV（職歴・学歴・技能・受賞歴・論文リストなどを記載した履歴書）と主要論文 1 つを添付しました．

　PI はとにかく忙しいと聞いていたので，②についてはなるべく簡潔に記載するように，また③で熱意が伝わるように気をつけました．

　そのうち 3 件からは返事を数日内にもらい，その後それぞれの研究室の事務の方も入りながら日程調整をしました．私が応募した時期はCOVID-19 の流行時期真っ只中でしたので，すべての面接は Zoom で行いました．

　まずは，どの研究室も PI と 1 対 1 で簡単な面談がありました（15〜30 分くらい）．スライドを準備しておいて，簡単に研究についてプレゼンしました．その後，ラボ全体（他のポスドクや PhD student）に対してセミナーをします．大体どこもプレゼンと質疑応答込みで45〜60 分という感じでした．そして，大体 5 人くらいのポスドクやPhD student と個別で 30 分ずつくらいの面談を組んでくれます．

　研究室側では，面談が一通り終わったら，PI が各メンバーから感想や評価を聞いて採否の判断をします．最終的にもう一度 PI と個別面接をして，最終的な結果が伝えられます．結果，いずれの研究室からも

オファーをいただくことができましたが，面接の過程で最も自分のやりたいこととフィットすると思った現在の研究室を選びました．

　PI や研究室の忙しさ次第ですが，最初の個別面談の後セミナーが組めたのが３ヵ月後という研究室もありました．実際に研究室が決まってからも，大学からの DS-2019 の送付やビザの取得に 3〜4 ヵ月はかかるので，最初のメールから実際の留学開始までは最低でも半年，長いと１年程度かかるものと思っておいたほうがよいと思います．
　私は最終的に西海岸にある２つの研究室の joint ポスドクとして採用してもらいました．これは最初から少し期待していたところでもあったのですが，Gladstone 研究所の現在の上司 Alexander Marson と最初に面接した際，Stanford 大学の Jonathan Pritchard（現在のもう１人の上司）との co-mentorship という選択肢もあることを提示してもらい，是非にとお願いしました．wet と dry の橋渡し的な研究に興味を持っていたので，ゲノム編集による実験的アプローチのトップランナーである Alex とゲノム研究の大家の Jonathan の下で学べるというのは，私にとってとても魅力的な選択肢になりました．

　留学先を悩んでいたとき，すでに留学を経験された先輩から，留学先選びはお見合いのようなものだとアドバイスを受けました．一通りのプロセスを終えた感想として，正にその通りだと思います．各 PI にそれぞれ今後の研究展開のビジョンがあり，またそれぞれの研究室の雰囲気があり，その中から自分に合うところを選んで（選ばれて）いくということになります．メールが返ってこないことなどもままありますが，まったく気にする必要はなく，研究室選びの貴重なプロセスを楽しんで進めていただければと思います．

（太田峰人）

⭐ituation #1 ≫ *Request for invitation letter*

メール文例

Simple version

Subject	Invitation letter

Hi, Erica,

I'm Taro Ryugaku of the Department of Orthopaedic Surgery, Nankodo University Hospital, Tokyo, Japan.

I'll be working with Dr. Venture at the University of California, Silicon Valley（UCSV）as a postdoctoral scholar from July of next year.

I am now applying for some grants in Japan.

Some foundations need an invitation letter from UCSV stating start date, end date, and the period of my visit there.

Could you please attach and email me an invitation letter from UCSV by the end of May?

Many thanks in advance.

Best regards,
Taro Ryugaku

Subject | Request for invitation letter

Dear Erica,

My name is Taro Ryugaku of the Department of Orthopaedic Surgery, Nankodo University Hospital, Tokyo, Japan.

I will be working with Dr. Venture at the University of California, Silicon Valley（UCSV）as a postdoctoral scholar from July of next year.

I am currently in the process of applying for research grants in Japan. However, some foundations require that I submit an invitation letter from UCSV, together with my application.

May I ask that you kindly you send me an invitation letter from UCSV stating start date, end date, and the period of my visit there?　The letter may be in the form of an attachment to an email.

It would be most helpful if I could receive the letter by the end of May.

Your kind cooperation on this matter would be greatly appreciated.

Sincerely yours,
Taro Ryugaku

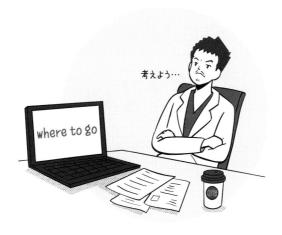

Useful alternative/additional sentences/expressions

助成金の話題を出す

❶ I'm trying to acquire a research grant in Japan.

❷ I'm going to apply for some subsidy for studying abroad.

Invitation letter が必要と言う

❸ Most foundations require that I present an invitation letter from your hospital with my application.

❹ An invitation letter is usually required when I apply for a grant.

Invitation letter をお願いする

❺ I would greatly appreciate it if you would kindly send me an invitation letter from your institution.

❻ Could I ask that you please send me an email with an invitation letter attached?

期日を伝えて文を締める

❼ It would be most helpful if you could kindly send it to me by the end of August.

❽ I would be most pleased if I could receive it by this weekend.

ほかの便利な言い回し

（左ページの対訳です）

助成金の話題を出す

① 私は日本の研究助成金を獲得したいと思っています．

② 私は海外研究助成金を申請しようとしています．

Invitation letter が必要と言う

③ ほとんどの財団は，申請時に貴施設からの invitation letter を要求します．

④ 助成金申請には invitation letter が通常必要です．

Invitation letter をお願いする

⑤ 貴施設から invitation letter を私宛に送っていただけると幸いです．

⑥ invitation letter を添付した Email を送っていただくことは可能でしょうか？

期日を伝えて文を締める

⑦ 8月末までに送ってもらえると嬉しいです．

⑧ 週末までに受け取れると幸いです．

第2章

留学に必要な paperwork

Point!

- 米国の場合はとにかく **DS-2019** を手に入れることが重要.
- 相手から求められる書類を早めに準備する.
- 英訳が必要な公文書は手続きに時間がかかる.
- 必要時間:1ヵ月程度.出身大学の医学部教務課の訪問に有給休暇が必要なこともある.
- 必要金額:郵送費＋出身大学に必要書類を依頼する場合の通信費・交通費

口約束を契約に

　現職場から留学が認められ,留学先施設からの承認も得ることができました.留学が決まったということに間違いはありません.しかし,これは留学先施設にとってはまだ"口約束"にすぎません.口約束を"契約"にするためには,留学先施設に提出すべき書類やビザ申請に向けての準備が必要になります.この留学前の事務作業が相当煩雑で,医師にとっては負担となるのです.これらの書類は多くの医師にとってはじめて準備するものであり,慣れていないため作業に時間がかかります.かつ,書類作成を国内外の様々な部署に依頼する必要があり,書類を申請してから完遂するまでに,やたらと時間がかかることも多くあります.

　留学先施設との英語でのコミュニケーションがいよいよ重要となります.留学先施設から発行してもらう書類は,自分では時期がコントロールできない留学準備の律速因子です.このように,事務作業は留学前準備のキモといえますが,落とし穴もたくさんあります.ここでつまずくと,ビ

表1　必要な paperwork の一例	
留学先に提出するもの	ビザ申請に必要なもの
● ID data form ● Abuse/domestic violence reporting requirements ● Health statement ● PPD reporting form ● Occupatinal exposure to HBV ● Privacy laws and university policy ● Resume/CV ● Proof of insurance ● Bank statement or award letter	● DS-160 ● パスポート（滞在予定＋6 ヵ月以上） ● 証明写真 ● 面接予約確認書 ● DS-2019 ● SEVIS 費用確認書 ● 補足書類（銀行の残高証明書，成績証明書など） ● 申請料金費用確認書

※青字は DS-2019 発行に必要だった書類.

ザ申請が遅れ，留学開始期間が遅れる，または留学自体がボツになる（？）という可能性もあります．しっかり，計画的に準備しましょう．

提出書類の種類

　留学前に準備する書類は，2 種類に分けることができます．**留学先の施設に提出するものと，ビザ申請時に大使館/領事館に提出するもの**です．また，留学先に提出する書類の中でも，留学先が DS-2019 を発行するために必要な書類と，留学先施設の受け入れに必要な書類があります．私が留学する際に必要だった書類を**表 1** に示しましたので，参考にしてください．私の場合，ビザは交流訪問者，いわゆる J-1 でした．多くの書類があり，困惑すると思いますが，順番をきっちりと守れば留学準備はうまくいきます．**最優先事項は DS-2019 を留学先からもらうこと**．後述する DS-160 の入力作業や大使館/領事館の予約など，ビザ申請に必要ないくつかの行程は DS-2019 が発行されていないと完成しません．

　他の書類で早めに準備できるものとしては，ビザ申請面接時に必要な最終学歴成績証明書や銀行の残高証明書などの補足書類です[注1]．出身大学

注1）交流訪問者ビザ（J-1）の補足資料については「米国ビザ申請」ホームページに記載（https://www.ustraveldocs.com/jp_jp/jp-niv-typej.asp）［2023 年 4 月閲覧］

のホームページなどで成績証明書発行申請方法を確認してください．出身大学に勤務しているのでなければ，証明書の郵送にかなり時間がかかるかもしれません．英語表記の銀行残高証明書（☞**第3章「面接の補足書類について」**）は，ビザ申請面接以外に，私の留学先施設ではDS-2019発行の際にも必要でした[注2]．また，米国での住居を決める際に必要とされることもあります（☞**第9章**）．どんな書類もそうですが，**コピー，できればデジタル化して，すぐに取り出せるように保存しておくことが大切です**．PDFにしてタブレットやパソコンに入れておきましょう．書類を提出してしまったらもう手元にない，というような状況がないようにしたいものです．同じ書類を別の場所から要求されることもありますし，何回かやりとりしているうちに留学先か自分が書類をなくすかもしれません．

秘書さんとのやりとり ✈

　留学の準備もこの段階になると，留学先の秘書さんとの連絡が密になってきます．秘書さんが送ってくる application form を隅々まで読みましょう．英語の書類を読むことに慣れていないと，送られてきた書類が何のためのものなのかわかりにくいと思います．気をつけなければならないのは，ほとんどの場合，**秘書さんは DS-2019 に必要な書類と大学に提出しなければならない書類を明確に分けて送ってくれないこと**です．彼らはそこまで優しくないですし，気もまわりません．これらは同時に送られてきたとしても，私たちが同時に返送しなくてはならないということではありません．例えば，私の留学先施設では，ツベルクリン反応テストを渡米前3ヵ月以内に受けたという接種歴を銘記した書類を要求してきました．しかし，その時期を待ってから書類を送り返していると，DS-2019発行が遅れた場合に渡米時期に差し掛かる可能性がありました．まずは秘書さんにビザ申請を急いでいることを伝え，ビザ申請プロセスに必要な書類を確認しましょう（☞**Situation #2**）．そして，これらを他の書類に優先して留学先に送り，DS-2019発行を進めてもらいましょう．私の場合，DS-2019を発行してもらうには application form，CV，bank statement，proof of insurance が必要でした．また，**家族の J-2 ビザにも DS-2019 が必要になるので，家族のパスポートなどのコピーを送ることになったりしま**

注2）永田の場合は必要ではありませんでした．これも受け入れ施設によるようです．

す．子供が小さくてまだパスポートを取っていない場合は，この時点で準備しておくことが必要です．

家族のパスポートの準備

　さて，無事 DS-2019 が届いたら，ビザの申請を……と進みたいところですが，ご家族のみなさんはパスポート持っているでしょうか？ 子供も連れて行く場合は，子供のパスポートを作りに行くことから始まります．小さい子供の場合は，パスポートに用いる写真が問題になります．その際は手間ですがフォトスタジオに行って撮影してもらうほうが，データも残せていいでしょう．顔写真はこの後も何回か使うことになるので，プリントアウトとデータの両方を準備しておきましょう．自治体の旅券課は，概ね平日の9〜17時しか空いていないので，ここでも職場の時間を調整したり，配偶者にお願いするケースもあると思います．子供の学校・習い事との時間調整も必要です．都市部のパスポートセンターによっては19時まで空いている曜日を設定していることもあります．ただ，夕方は仕事終わりの方の利用で混雑することが多いようです．

アタリ・ハズレ

　留学経験のある医師に聞くと，大なり小なり，秘書さんとのやりとりで苦労した経験は皆もっているようです．こちらが期限に間に合うように書類準備をしていても，向こうの作業が遅れていたり，必要な書類が後から追加されたりします．周りの医師の話を聞いていると，**秘書さんのアタリ・ハズレは少なからず存在する**ようです．残念ながらハズレ，またはあなたとウマが合わない（少なくともメールでは！）秘書さんに当たってしまった場合は，大変ですが人間の多様性を楽しむことにしましょう．日本とは異なり，米国には様々な文化背景の人がいて，仕事に対するモチベーションもそれぞれで違います．この**文化的違いを体感することも留学の目的の1つ**でしょう．日本にいるときに比べて何事もうまくいかない，その不便さを楽しめるくらい精神的にタフだとよいでしょう．

　しかし，留学開始時期が迫っているなどで悠長なことを言っていられない場合はどうしたらよいでしょうか．**キモとなるメールには carbon copy（CC）にボスの名前を入れておく**ことです．教授クラスでなくとも，そのグループのボスやあなたの留学受け入れの判断をしてくれた医師

で構いません．個人的体験では，ボスの名前が CC に入っていると，明らかに秘書さんからのメールのレスポンスが早かったと感じました．別の手段としては，留学先施設に所属している日本人医師にプッシュしてもらうのも有効です．SNS でのコミュニケーションが盛んな現在では，留学先に勤めている，または留学中である日本人と日本にいながら知り合える機会は以前より増えています．もしもそのような人と知り合いになれて，秘書さんとコンタクトできることを確認できれば，困ったときには是非相談してみましょう．私たちと同じ日本人は，同じような困った体験をしていることも多く，たいていの場合は親身になって対応してくれます．秘書さんへの催促をお願いしてみましょう．

変化する制度

　2015 年 1 月 5 日から J-1 交流ビザ発行に関する規則が変わりました．主な変更点は，①本人のメールアドレスと電話番号の届け出，②J-2 ビザで入国する配偶者のメールアドレスと帰国日（もし J-1 ビザ保持者よりも早く帰る場合）の届け出，③求められる保険のカバー範囲の変更，④英語力，です．以上 4 つを J-1 ビザ取得者は新たに求められるようになりました．

　気になる英語力に関しては，以下の 3 つの方法のうちの 1 つで評価されることになりました[注3]．

❶A recognized English language test

❷Signed documentation from an academic institution or English language school

❸A documented interview conducted by the sponsor either in-person or by videoconferencing, or by telephone if videoconferencing is not a viable option

　上記❶A recognized English language test に関するテストの合格点については，DS-2019 を発行する留学先施設に一任しているようです．試験の種類や基準点をホームページに載せてくれている施設もあるので，希望の留学先のルールを調べたほうがよいでしょう．TOEFL iBT での基準点が書

注3）2015 年 1 月 5 日より適応．連邦規則集［22 CFR 62.10（a）（2）］に記載（https://j1visa.state.gov/participants/how-to-apply/eligibility-and-fees/）［2023 年 4 月閲覧］

表2　TOEFL iBT での基準点	
大学	点数
Stanford 大学*1	89 点以上
Indiana 大学*2	105 点以上
Iowa 大学*3	総合 60 点以上 (listening または reading が 15 点以上)
Emory 大学*4	79 点以上

*1 Stanford 大学ホームページより（https://bechtel.stanford.edu/depart
ments/english-language-proficiency-j-exchange-visitors）
*2 Indiana 大学ホームページより（https://ois.iu.edu/scholars/j-1-
scholar-visas/english.html）
*3 Iowa 大学ホームページより（https://international.uiowa.edu/ISSS/
departments/inviting-scholars-campus）
*4 Emory 大学ホームページより（https://isss.emory.edu/about/
news/2014/12_01_changes_to_j1_exchange_visitor_program.html）
ホームページ URL は 2023 年 4 月時のもの.

いてあった，いくつかの施設に関する情報を表2に記載します．制度がで
きたばかりのためでしょうか，施設によって基準点が大きく異なるのがわ
かります．
　定期的に留学生を送っているような研究室などでは，Skype などでイン
タビューを行い，英語が苦手な日本人向けの対応策として扱ってくれるか
もしれません．
　必要な保険のカバー範囲も変わりました[注4]．保険会社が用意していた，
以前までの留学生向け保険では対応していない項目があるかもしれないの
で，確認を要します．
- 医療給付費 1 事故/1 疾病あたり最低 100,000 ドル
- 遺品送還費用として 25,000 ドル
- 本人や家族の療養のための帰国費用として 50,000 ドル
- 1 事故/1 疾病あたり 500 ドルを超えない deductible（米国の保険システ
  ムでの補償が始まるまで自己負担しなければならない額）

注4）2015 年 1 月 5 日より適応．連邦規則集（22 CFR 62.14）に記載
（https://j1visa.state.gov/sponsors/how-to-administer-a-pro
gram/）［2023 年 4 月閲覧］

DS-2019 が届くまで油断禁物　✈

　DS-2019 が届くまでは油断は禁物です．**きっと向こうでプロセスを進めてくれている，と勝手に想像してはいけません．**催促してやっと返ってきたメールが「○○の準備で忙しくて……来週に進めるわ」というようなものであったなど，まったく手続きが進んでいなかった，ということはよくあります（しかも，その後もすぐには取り掛かってくれない）．対策としては，1〜2 週に 1 度は確認や催促のメールを送っておくことです（☞ **Situation #3**）．返事がないときは，ボスにメールするなり，少し矛先を変えてみましょう．知らないうちに，秘書さんが引き継ぎもせず異動しているかもしれませんので（☞**COLUMN 2**）．

　DS-2019 が届いた後のビザ申請方法については，**第 3 章**で述べます．

COLUMN 2
秘書は去れども引き継ぎなし

　私の場合，催促していたのに秘書さんから 2 ヵ月連絡がなかったという経験があります．このときは，秘書さんがいつの間にか異動をして，代わりとなる秘書さんへ仕事の引き継ぎがまったくされていませんでした．幸いなことに現地に知り合いの先生がいらっしゃったので連絡したところ，この秘書さんがすでに退職していることが判明し，急いでビザ申請手続きを進めてもらいました．同じ秘書さんに作業を任せていたという他大学の先生は，書類が間に合わず，留学期間が 2 ヵ月遅くなっていました．海外保険などの期間も変更したりと大変だった，とのことです．結果として，留学が重なる期間が延びたので，たくさんお世話になることができた私としてはハッピーでした．

（大谷隼一）

⭐Situation #2 ≫ *Confirming the status of documents required for visa application*

メール文例

Simple version

Subject | My visa application

Dear Erica,

Thank you for all your help.

I'm really worried about becoming late in getting my J-1 visa.

Please let me know as soon as possible what additional documents or information I could email you to help speed up my visa process.

Thank you very much.

Best regards,
Taro Ryugaku

More formal version

Subject | The status of visa application

Dear Erica,

Thank you so much for all your help so far.

I am really worried about possibly becoming late in getting my J-1 visa. It may take considerable time for processing at the American Embassy.

Would you kindly let me know what documents or information I could email you to help speed up my visa process?

I would greatly appreciate your reply at your earliest convenience.

Thank you for your kind cooperation.

Best regards,
Taro Ryugaku

More detailed/formal version

Subject | The status of my visa application

Dear Erica,

Thank you very much for all your kind help towards getting my J-1 visa for doing my research at UCSV.

Actually, I am becoming somewhat concerned about the possibility of being late in receiving my visa, which could delay my arrival at UCSV. My understanding is that even after receiving the DS-2019 form from you, visa issue may still take a long time at the American Embassy in Tokyo.

May I ask that you please prioritize the hastening of my visa process over all other issues required by the Office of Graduate Medical Education at this time?

Kindly let me know if there are any additional documents or information I could email you to help hasten my visa process.

Your attention to this matter at your earliest convenience would be greatly appreciated.

Thank you very much in advance for your kind cooperation.

Best regards,
Taro Ryugaku

COLUMN 3

色々な医師の英語学位表現

様々に英文書類を作っている中で，医師免許保持者なら自身の名前の後に普通に「MD」と記載すると思います．日本語の「医者」はよく英語で「doctor」と呼びますが，博士号も doctor と呼ばれているため，内科なら「physician」，外科医なら「surgeon」と呼んだりもします．学位としての「医師」に与えられる英語表現として，日本では Medical Doctor（MD）が一般的ですが，これは医学教育制度が異なる米国での学位をそのまま転用したためです．米国では医師になるためには 4 年間大学で勉強して「学士号」Bachelor を取得した後，Medical School で 4 年間の医学教育を受けてこの MD という学位を取得します．米国では Medical School に加えて Business School と Law School の 3 つの大学院を Professional School と呼ぶことが多いです．

これに対して日本では，6 年かけて学士としての医学教育を受けて医師になるわけですから，本来は修士相当であるはずです．日本国内では「医学士」と言っていますね．欧州の国では 6 年制度をとっていることが多く，日本の医学教育自体は明治期にドイツなど欧州の影響を受けました．実際に英国では医学部を卒業すると MBBS という学位が与えられ，これは Bachelor of Medicine, Bachelor of Surgery を意味します．英国の MBBS 表記は卒業する大学によってその表記が BMBS や MBChB のように変わります．どれも「内科学学士および外科学学士」という肩書きです．

このように本来であれば日本の医師も，修士に相当する学位の表現を使うべきなのですが，米国に合わせて，Medical Doctor（MD）が英語表記の肩書きとして幅広く使われているのです．これに加えて，米国では DO（Doctor of Osteopathic Medicine）という医師もいます．整体を中心に発展してきた医学教育分野ですが，今は内科・外科も含めた一般的な医学分野の教育を経て，MD とは別の試験を受けて医師になっています．ただ，マッチング（就職）は統合される方向に向かっており，日本人の USMLE 保持者（通称 IMG）と競合することになり，やはり現地でトレーニングを受けた DO＞IMG でポジションが埋まるのではないかと懸念されているようです．

（永田向生）

Useful alternative/additional sentences/expressions

いつもありがとう

❶ Thank you for all your help.

❷ Thank you so much for all your help so far.

❸ Thank you very much for all your kind help towards getting my J‑1 visa for doing my research at UCSV.

ビザが遅れると，とても困ります

❹ I'm really worried about becoming late in getting my J‑1 visa.

❺ Actually, I am really worried about possibly becoming late in getting my J‑1 visa, which could delay my arrival at UCSV.

❻ In actual fact, I am becoming concerned about the possibility of being late in receiving my visa, which could delay my arrival at UCSV.

ビザ発行に時間がかかります

❼ It may take considerable time for visa processing at the American Embassy even after receiving the DS‑2019 form.

❽ My understanding is that even after receiving the DS‑2019 form from you, visa issue may still take a long time at the American Embassy in Tokyo.

大学の GME に提出するものとは別にビザを先に進めたいです

❾ Could you please give priority to my visa process before anything else?

❿ May I ask that you please prioritize the hastening of my visa process above all other issues required by the Office of Graduate Medical Education at this time?

ビザ申請に必要な書類はこれでよいですか

⓫ Please let me know as soon as possible what additional documents or information I could email you to help speed up my visa process.

⓬ Would you kindly let me know what documents or information I could email you to help speed up my visa process?

（p34 へ続く）

ほかの便利な言い回し

（左ページの対訳です）

いつもありがとう

❶ 助けていただいてありがとうございます．

❷ これまでよくしてもらい，ありがとうございます．

❸ UCSV での研究にあたり J-1 ビザ取得に尽力いただき，ありがとうございます．

ビザが遅れると，とても困ります

❹ J-1 ビザ取得が遅れると，とても困ります．

❺ J-1 ビザ取得が遅れ，UCSV 訪問が遅れるのではないかと困っています．

❻ ビザ受け取りが遅れ，UCSV 訪問が遅れることが心配になってきています．

ビザ発行に時間がかかります

❼ DS-2019 を取得した後の米国大使館での過程にも時間がかかると思います．

❽ 貴施設から DS-2019 を取得した後も，東京の米国大使館でも時間がかかると理解しています．

大学の GME に提出するものとは別にビザを先に進めたいです

❾ 他より優先して私のビザ取得を進めてください．

❿ 他の GME に必要な問題よりビザ取得を優先させてください．

ビザ申請に必要な書類はこれでよいですか

⓫ 私のビザ取得を進める書類や情報をメールする必要があれば，すぐに教えてください．

⓬ どんな書類や情報が私のビザ取得を進めるか教えていただけますか？

（p35 へ続く）

（p32 より続く）

⑬ Kindly let me know if there are any additional documents or information I could send you to help hasten my visa process.

どうぞよろしくお願いします

⑭ Thank you very much.

⑮ Thank you for your kind cooperation.

⑯ I would greatly appreciate your reply at your earliest convenience.

⑰ Your earliest attention to this matter would be greatly appreciated.

⑱ Thank you very much in advance for your kind cooperation.

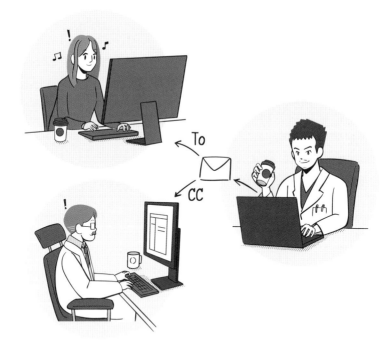

(p33 より続く)

⑬　私のビザ取得を進める書類や情報があるようでしたら教えてください.

どうぞよろしくお願いします

⑭　ありがとうございます.

⑮　ご協力ありがとうございます.

⑯　迅速なご返信をいただければとても嬉しいです.

⑰　迅速に対応していただけると幸いです.

⑱　引き続きご協力よろしくお願いします.

COLUMN 4
各人のバックグラウンドを尊重する

　医師や研究者のみなさんが留学するのは,米国・欧州などいわゆるキリスト教圏の国が多いと思いますが,そこのボスたちが皆キリスト教徒というわけでもありません.留学前にメールでやりとりしている欧米の研究者が,ユダヤ教やイスラム教を信奉しているかもしれません.多様性が重要であるとされる時代,相手をよく知らない段階で,年末のメールでも気軽にメリークリスマスと書いたりするのには注意が必要です.クリスマスカードではなくシーズンレターと呼ぶこともあるようです.その国の公的な休日以外にも,宗教上の理由での休日もあるかもしれません.とはいえ,米国の場合は,小学校や幼稚園はハロウィンなどキリスト教がらみのイベントは充実していますし,それを楽しむ文化もあります.もちろん参加は強制ではありません.

　本書で後述しますが,海外では一般的に履歴書(CV)に年齢や顔写真を載せることはありません.性別すら書きません.大学をいつ卒業したかを書くことはありますが,年齢や性別,肌の色で差別をしないことを求められているからとされています.米国のテレビ番組やいろんなポスターを見ても,性別・人種をバランスよく配置して対応しようとしているのがわかります.

（永田向生）

⭐Situation #3 ≫ *Urging progression of visa process*

メール文例

Simple version

| Subject | DS-2019 |

Dear Erica,

Thank you for all your kind help to date.
However, I have not yet heard from you on my DS-2019 form.
Please let me know its status.

Thank you very much,
Taro Ryugaku

More formal version

Subject | URGENT：the status of my DS-2019

Dear Erica,

Thank you very much for your continuing help.

I am writing this email to confirm the status of my visa process.

I sent you my paperwork about two months ago, but I have not yet received my DS-2019 form.

I would be most grateful if you could let me know its status.

I understand that you are very busy, but I would greatly appreciate it if you could kindly confirm this for me at your earliest convenience.

Thank you very much again.

Best regards,
Taro Ryugaku

Useful alternative/additional sentences/expressions

メールが届いているかの確認

❶ I wonder if the email regarding my visa process I sent you on December 2 ever reached you.

❷ As I have not yet received your reply to my previous email dated 2 December regarding my visa process, please allow me to ask the current status.

困っていることを伝える

❸ I cannot move forward with my visa process without the documents I am awaiting from you.

❹ I'm afraid that if I don't receive the documents soon, I might not make the deadline.

日程の確認

❺ Could you please let me know about when the documents should arrive?

❻ Could you kindly inform me about how much time I might expect it to take?

怒りの表現

❼ This is the third time that I have emailed you about this matter.

催促して申し訳ない気持ちを表す

❽ I don't like to rush you, but......

❾ I am sorry to be pressing, but......

ほかの便利な言い回し

（左ページの対訳です）

メールが届いているかの確認

❶ 私のビザ申請についてですが，12/2 に送った Email は届いていますか？

❷ 以前 12/2 に送ったビザ申請過程に関する Email のお返事をいただいてないので，進捗状況を教えていただけますか？

困っていることを伝える

❸ あなたからの文書がないとビザ申請を進めることができません．

❹ 残念ながら，すぐに文書をいただかないと，締め切りに間に合わない可能性があります．

日程の確認

❺ 文書がいつ届くか教えてください．

❻ どのくらいで手元に届きそうかお知らせください．

怒りの表現

❼ この件に関してメールするのは 3 回目です．

催促して申し訳ない気持ちを表す

❽ 駆り立てるのは好きではありませんが……

❾ 催促して申し訳ありませんが……

COLUMN 5
留学先のカレンダーを意識する

January
　1：New years day
　3rd Monday：Martin Luther King Jr. day
February
　3rd Monday：President day
May
　Last Monday：Memorial day
July
　4：Independent day
September
　1st Monday：Labor day
October
　2nd Monday：Columbus day
November
　11：Veterans day
　4th Thursday：Thanksgiving day
December
　25：Christmas day

　本章では，催促するなど少々野蛮なメール英文集を掲載しましたが，できるだけ先方に留学前から悪い印象は与えたくありません．特にサマーシーズン，ハロウィン，サンクスギビング，クリスマスなどは彼らが大事にする休暇中であることが多く，理解が必要です．上記に米国の主な休日を挙げました．メールをしてもレスポンスがない，または「I will be out of the office beginning Thursday, November 6, returning Monday, November 24. For urgent academic matters, contact Nancy：XX@ YY」のような自動転送メールがくることが多くあります．彼らにとって，その時期は家族と過ごす大事な時間なので，返事がないことに怒っても仕方がありません．米国のカレンダーを意識して長期休暇に彼らが入るまでに paperwork の目途を立てましょう．

（大谷隼一）

第**3**章

ビザを取得しよう

Point!

- まずは DS-2019 の内容を確認する.
- 戸籍謄本およびその英訳, 銀行の英文残高証明書などは早めに.
- 大使館/領事館は手続きに時間がかかる. 予約は3週間前から取れる.
- 必要時間：ホームページ登録に丸1日以上＋予約は3週間先＋申請後約1週間で届く.
- 必要金額：ビザ申請（×人数分）＋SEVIS 費用（J-2 ビザ不要）＋郵送費＋交通費. 推定数万円から家族人数に応じて増える.

DS-2019 が届いたら

　DS-2019 が留学先から届いたでしょうか？ 家族と留学する場合は, 家族の分も届いているでしょうか？ これは渡米以降も超重要書類で, 提示する際には原本であることが求められます. **パスポートと同じように大事に保管しましょう.** 送ってくれる施設によりますが, 私の場合は, UPS での郵送のため受け取り時間帯に在宅している必要があり, 3回受け取らないと配送元に戻ると脅されていたので, 家族と調整しました. 独居の場合には注意が必要です.

　書類が無事届いたらお祝いしてください. この時点で数ある留学手続きのうち実は最大の難関をすでに突破しているかもしれません. とはいえ山で言うならまだ5合目です. 記載してある内容に目を通し, 名前のアルファベットや留学開始時期に誤りがないことを確認し, 下の欄に場所や日付とともにサインをしましょう. 子供の分は親がサインするので大丈夫です. サインの後に by father または by mother と書きましょう. その他の欄

は，渡米後，留学先からサインをもらう箇所なので気にしなくてよいです．このとき，DS-2019 もスキャンして手元に置いておくとよいでしょう．

大使館/領事館の面接準備

　まずはビザ申請書「DS-160」を作成しましょう．米国大使館が申請手順をわかりやすくするため YouTube 動画も用意してくれているので参考になります[注1]．各種動画や申請画面も，どうしても F-1 ビザ（学生ビザ）関連の方が見やすくなっていますので，自身が必要なビザに則って準備しましょう．医師や研究者の留学の場合は，自身が J-1 ビザで，配偶者やお子さんが J-2 ビザであることが多いと思います．ビザの面接を受ける場所を選択した後，start an application を選択します．**その際，申請 ID 番号を覚えておきましょう．** save した入力データの続きをやり直すとき（upload an application）に必要となります．米国への渡航歴などが必要ですので，古いパスポートを読み返すことが必要になる人もいるでしょう．SEVIS IDENTIFICATION NUMBER とは DS-2019 の右上に書いてあるナンバーのことです．最後は用意した自分の顔写真をアップロードして終了です．確認ページを印刷して面接に備えます．

DS-160 の web ページ攻略

　この web ページが少し曲者です．少しでも席を立つと画面に打ち込んだ項目が無効になり，また start an application からやり直しになります．こまめに下の save ボタンを押すようにしましょう．以下に多くの人が迷いそうなところを抜粋しました．

- ●**どこに滞在する予定か**
  - →とりあえず職場にしました．上記 YouTube 動画[注1]でも「とりあえず留学先の学校の情報で OK」とか言っています．

注1）　DS-160 オンライン申請サイト（https://ceac.state.gov/genniv/）
　　　［2023 年 4 月閲覧］．YouTube に米国大使館公式キャラクター豆夢
　　　（とむ）くんが DS-160 の取得について解説している動画があるので
　　　参考にしてください（https://www.youtube.com/watch?v=qhVxe
　　　xKxjOY&list=PL2jr7edYFQv_9ZhcS9dTQm76Suym0q4I6&in
　　　dex=5）［2023 年 4 月閲覧］.

- **米国の旅行歴**
  - →昔旅行に行っていたりすると大変．何日滞在したかなど詳細に打ち込まないといけません．米国は同時多発テロ以降，出入国の記録に敏感になっているので，昔のパスポートのスタンプの記録を見ながら正直に打ち込みます．
- **SEVIS（学生・交流訪問者情報システム）の番号の打ち込み**
  - →当初どれかわからず苦労しました．DS-2019 の右上の N + 10 桁の始まる数字です（図 3 参照）．家族の J-2 ビザの場合は，家族それぞれに割り振られた SEVIS と，J-1 ビザの（あなたの）SEVIS ID とプログラム番号を打ち込んでいきます．
- **SNS や social media を使っているか**
  - →もちろん小さい子供たちはno．携帯電話の番号は必ず登録が必要ですが，子供は親の番号にしました．

　上記 YouTube 動画では 1 人 1.5 時間かかるとのことでしたが，これはおそらく F-1 ビザ申請向けに作られている場合です．私が最初に**自分の登録を行った際は，渡航歴や職歴などきっちり打ち込むと，2 時間を超えました**．かつこれが家族分だと思うと……．ただ子供の場合は渡航歴や職歴などないので，慣れもあってスムーズに打ち込めるようになります．三男の登録作業には，慣れて 20 分を切りました．

　続いて米国ビザ申請ページ[注2)]に行き，ビザ申請料金を支払います．この際に受付番号（11 桁または 12 桁の数字）が発行されます．**この受付番号は面接予約時に必要なので控えておきましょう**．J-1 ビザの場合は申請で 160 ドル（2023 年時点）かかります．クレジットカード決済です．繰り返しホームページに書かれていますが，返金不可です．家族で申請する場合はもちろん人数分必要です．
　申請料金支払い後，面接予約がオンラインで可能となります[注3)]．ビザ申請書「DS-160」は家族全員分必要ですが，面接予約は家族分も代表 1 人

注2) 米国ビザ申請ホームページ（https://www.ustraveldocs.com/jp/）［2023 年 4 月閲覧］
注3) 米国ビザオンライン予約システム（https://cgifederal.secure.force.com/）［2023 年 4 月閲覧］

（あなた）がまとめて申し込みます．Spouse（配偶者），Child（子供）で
それぞれ選んで，AA-で始まる DS-160 を申請したときの対応番号や必要
情報を打ち込んでいきます．家族の人数にもよりますが**1 時間程度必要**で
す．

ビザ申請料金とは別に，F・M・J ビザ渡航者を管理する SEVIS^{注4)}に費
用を支払う必要があります．SEVIS の I-901 Fee processing website^{注5)}に
アクセスし，I-901 Payment Confirmation を面接時に持参しなければなり
ません．2023 年時点で 220 ドル必要です．家族の分もか！ と思っていま
したが，留学生の配偶者と子供たち（F-2，M-2 または J-2 ビザ）はこの
料金を支払う必要がありません．

その他に必要なお金として，ビザを申請した後にパスポートにビザが貼
られて帰ってくるのですが，その配送方法を選ばなくてはなりません．プ
レミアム配送サービスを選ぶか，東京に取りに来るかを選ぶことになりま
す．配送サービスは約 3,000 円×人数分必要です．家族のための郵送 ID は
ビザ申請のログインのところで勝手に割り振られています．私はこれに気
づかず，これまた時間を費やすことになりました．

面接当日と必要な書類　✈

さあ面接当日です，緊張して眠れない人もいるかもしれません．そんな
人のために米国大使館は公式キャラクター豆夢くんと留学前日で眠れない
人のためのまったく実践的でない動画も用意しています^{注6)}．この面接自
体は web 上でいろんな体験談が語られています．

注4) SEVIS（Student and Exchange Visitor Program，学生・交流訪問者情報システム）
（https://www.ice.gov/sevis）［2023 年 4 月閲覧］
注5) SEVIS の I-901 Fee processing website（https://www.fmjfee.com/i901fee/index.
html）［2023 年 4 月閲覧］
注6) のりこ留学物語：第六話「明日はビザ面接！書類の準備と前夜の悪
夢」（https://www.YouTube.com/watch?v=hJAfgs2lBaE）［2023 年
4 月閲覧］

　なお，コロナ禍の間はコロナ禍の影響からか米国大使館/領事館の面接が免除になっています．2021 年 12 月 28 日より 2023 年 12 月 31 日までの期間，日本国籍の方で，F・M または一部の J ビザ（中高生，大学生，教授，研究者，短期滞在学者，専門家に限る）を初めて申請または更新する場合，以下の条件を満たしていれば，面接を受けずに郵送でビザを申請することができます[注7]．

● 日本国籍を有する
● 日本に滞在している
● F・M または一部の J ビザ（中高生，大学生，教授，研究者，短期滞在学者，専門家に限る）を申請する
● 日本，米国，またはその他の国で逮捕されたことがない
● 次のいずれかの条件を満たしている：
　① 過去に ESTA（電子渡航認証システム）を利用してビザ免除プログラムで渡米したことがあり，ESTA 申請が却下されたことがない．
　② ビザの種類にかかわらず，14 歳以降に米国ビザを発行されたことがある．

　コロナ禍以降はこの制度の変遷に注意する必要があります．面接が終了して書類に不備がなければ，パスポートを預けます．数日して，指定した郵送先にビザが貼られたパスポートが送られてきます．面接日の流れは大使館作成の YouTube 動画も参考になりますので確認しておきましょう[注8]．面接時に役立つ英文を **Situation #4** にいくつか示しますので，参考してもらえれば幸いです．

注7)　郵送によるビザ申請方法（https://www.ustraveldocs.com/jp_jp/jp-niv-visarenew.asp#howtoapply）［2023 年 4 月閲覧］
　　　学生ビザ（F・M），または交流訪問者（J）ビザを申請する日本国籍の方への重要なお知らせ（https://jp.usembassy.gov/ja/fmj-interview-waiver-ja/）［2023 年 6 月閲覧］
注8)　「アメリカ非移民ビザ面接の手順」は YouTube に動画がアップされていて有用（https://www.youtube.com/watch?v=ed1-shIhI2Q&t=0s）［2023 年 4 月閲覧］

面接予約表には，持っていくものとしてこちらの 6 点書かれています．

面接にお持ちいただくもの（必要書類）
- 有効なパスポート
- 過去 10 年間に発行された古いパスポート
- DS-160 確認ページ
- 6 ヵ月以内に撮影された背景が白のカラー証明写真（5×5 cm）1 枚（眼鏡着用不可）
- 面接予約確認書
- 申請するビザの種類に応じた補足書類

　ここでは補足書類の詳細が書かれていないので，医師や研究者の場合は実際には下記になると思います．参考にしてください．

★★ 最終的に持っていくものチェックリスト
- □ パスポート（古いものも）
- □ DS-160 確認書（confirmation page；図 1）
- □ プリントした自分の顔写真 1 枚
- □ 面接予約確認書（appointment confirmation；図 2）
- □ DS-2019（図 3）
- □ Form I-901 SEVIS 費用確認書（図 4）
- □ 補足書類：家族と留学するなら戸籍謄本原本とその英訳
- □ 補足書類：銀行の英語表記の残高証明書
- □ 補足書類：受け入れ証明書（Five Point Letter と言われるもの）
- □ その他，過去の事例で必要とされたものとして，財政証明書，成績証明書など

　詳細は米国ビザ申請ページ[注2)]を参照のこと．最新の規則を必ずチェックしましょう．

　面接会場は以下のとおりです．東京の米国大使館と大阪の米国領事館以外では面接可能日が少ないため，ほとんどが東京か大阪のどちらかになることが多いです．

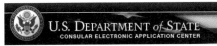

Online Nonimmigrant Visa Application (DS-160)

Confirmation

下記の方の非移民ビザ申請書が提出されました：

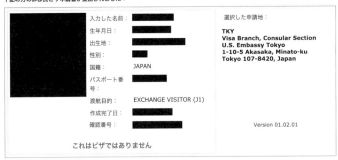

入力した名前：	▮▮▮▮	選択した申請地：
生年月日：	▮▮▮▮	**TKY**
出生地：	▮▮	**Visa Branch, Consular Section**
性別：	▮▮	**U.S. Embassy Tokyo**
国籍：	JAPAN	**1-10-5 Akasaka, Minato-ku**
パスポート番号：	▮▮▮▮	**Tokyo 107-8420, Japan**
渡航目的：	EXCHANGE VISITOR (J1)	
作成完了日：	▮▮▮▮	
確認番号：	▮▮▮▮	Version 01.02.01

これはビザではありません

注：ビザ申請の最初の手続きはDS-160オンライン申請書を電子提出することです。そして次のステップは、ビザ申請予定の大使館・領事館のホームページを確認することです。大使館または領事館 ほとんどのビザ申請者は、面接の予約をする必要がありますが、中には面接免除でビザを更新できる方もいます。 大使館または領事館 情報は、面接の予約、申請書類の提出、その他のよくある質問に関して、その申請地独自の具体的な指示が含まれている場合があります。

提出書類： 申請手続きの全段階を通じて、この確認ページと次の書類が必要です：

パスポート; **SEVIS**登録および**SEVIS**料金支払いの証明; **DS-2019; DS-7002**(インターンまたは研修生の場合)

また、他に申請に役立つと思われる書類があれば提出してください。

図1　DS-160 確認書（confirmation page）

- **● 米国大使館**
  〒 107-8420　東京都港区赤坂 1-10-5
- **● 在大阪・神戸米国総領事館**
  〒 530-8543　大阪市北区西天満 2-11-5
- **● 在福岡米国領事館**
  〒 810-0052　福岡市中央区大濠 2-5-26
- **● 在札幌米国総領事館**
  〒 064-0821　札幌市中央区北一条西 28 丁目
- **● 在沖米国総領事館　領事部**
  〒 901-2104　沖縄県浦添市当山 2-1-1

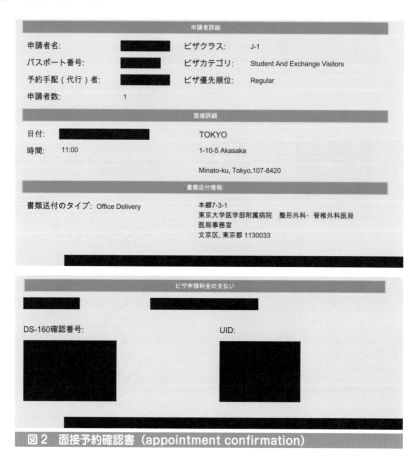

図2　面接予約確認書（appointment confirmation）

面接の実際

　ここでは2022年6月時点の東京の米国大使館の面接の様子を話します．私はパスポートを郵送するリスクを考え，また書類に不備があったら直接聞けるメリットもあるので，思い出作りも兼ねて米国大使館に行くことにしました．東京在住でなかったら郵送を選んでいたとは思います．未成年は連れていかなくてもいいという情報もありますが，大使館は子連れに優しいと聞いたので一緒に行きました．

　最寄りは銀座線・溜池山王駅14番出口．事前に大きな荷物はロッカーへ入れます．8：45の予約で大使館前に8：30に着きましたが，2人しか待っ

★ ★ ★ 留学が決まったら

U.S. Department of State
CERTIFICATE OF ELIGIBILITY FOR EXCHANGE VISITORS (J VISA) STATUS

ここに SEVISの番号

1. Family Name: First Name: Middle Name: Gender:

Date of Birth *(mm-dd-yyyy)* : City of Birth: Country of Birth: Citizenship Country Code: Citizenship Country:

Legal Permanent Residence Country Code: Legal Permanent Residence Country: Position Code: Position:

Primary Site of Activity:

J-1

本人はJ-1
家族はJ-2

出生地など事前に受け入れ施設と
やりとりしてよくチェックする

2. Program Sponsor:

Program Number:

Participating Program Official Description:

Program nameや
numberも聞かれること
がある

名目上の受け入れ期間。この期間
をもとにビザが発行される

Purpose of this form: Begin new program; accompanied by number (0) of immediate family members.

3. Form Covers Period: 4. Exchange Visitor Category:

From *(mm-dd-yyyy)* :

To *(mm-dd-yyyy)* : Subject/Field Code: Subject/Field Code Remarks:

5. During the period covered by this form, the total estimated financial support *(in U.S. $)* is to be provided to the exchange visitor by:

サラリとここに給与が書いてあり
これ以上の預金残高を求められる
ことがある

受け入れ施設の人事責
任者がサインして送っ
てくれる。必ずしも直
属の上司ではない

6. U.S. DEPARTMENT OF STATE / DHS USE OR CERTIFICATION BY RESPONSIBLE OFFICER OR ALTERNATE RESPONSIBLE OFFICER THAT A NOTIFICATION COPY OF THIS FORM HAS BEEN PROVIDED TO THE U.S. DEPARTMENT OF STATE *(INCLUDE DATE)*.

7.

Name of Official Preparing Form Title

Address of Responsible Officer or Alternate Responsible Officer Telephone Number

Signature of Responsible Officer or Alternate Responsible Officer Date *(mm-dd-yyyy)*

8. Statement of Responsible Officer for Releasing Sponsor *(FOR TRANSFER OF PROGRAM)*
Effective date *(mm-dd-yyyy)* : Transfer of this exchange visitor from program number sponsored by
to the program specified in item 2 is necessary or highly desirable and is in conformity with the objectives of the Mutual Educational and Cultural Exchange Act of 1961, as amended.

Signature of Responsible Officer or Alternate Responsible Officer Date *(mm-dd-yyyy)* of Signature

PRELIMINARY ENDORSEMENT OF CONSULAR OR IMMIGRATION OFFICER REGARDING SECTION 212(e) OF THE IMMIGRATION AND NATIONALITY ACT AND PL 94-484, AS AMENDED *(see item 1(a) of page 2)*.

The Exchange Visitor in the above program.

1. ☐ Not subject to the two-year residence requirement

2. ☐ Subject to two-year residence requirement based on.

A. ☐ Government financing and/or

B. ☐ The Exchange Visitor Skills List and/or

C. ☐ PL 94-484 as amended

(ALL USAID PARTICIPANTS G-2-00263 AND ALL ALIEN PHYSICIANS SPONSORED BY P-3-04510 ARE SUBJECT TO THE TWO-YEAR HOME RESIDENCE REQUIREMENT)

Name Title

Signature of Consular or Immigration Officer Date *(mm-dd-yyyy)*

THE U. S. DEPARTMENT OF STATE RESERVES THE RIGHT TO MAKE FINAL DETERMINATION REGARDING 212 (e)

TRAVEL VALIDATION BY RESPONSIBLE OFFICER

(Maximum validation period is 1 year)

EXCEPT: Maximum validation period is up to 6 months for Short-term Scholars and 4 months for Camp Counselors and Summer Work/Travel

(1) Exchange Visitor is in good standing at the present time

Date *(mm-dd-yyyy)*

Signature of Responsible Officer or Alternate Responsible Officer

(2) Exchange Visitor is in good standing at the present time

Date *(mm-dd-yyyy)*

Signature of Responsible Officer or Alternate Responsible Officer

EXCHANGE VISITOR CERTIFICATION: I have read and agree with the statement in item 2 on page 2 of this document.

Signature of Applicant Place Date *(mm-dd-yyyy)*

DS-2019
07-2011

Page 1 of 2

届いたらここにサインしてビザ申請や入国審査の時に見
せる。子供の場合は代筆してby father. by motherとか書
けばいい

図3 DS-2019

（次ページへ続く）

（図３続き）

INSTRUCTIONS FOR AND CERTIFICATION BY THE ALIEN BENEFICIARY NAMED ON PAGE 1 OF THIS FORM:

Read this page and sign the Exchange Visitor Certification block on the bottom of page1 and prior to presentation to a United States Consular or Immigration Official.

1. I understand that the following conditions are applicable to exchange visitors:

(a) TWO-YEAR HOME-COUNTRY PHYSICAL PRESENCE REQUIREMENT *(SECTION 212(e) OF THE IMMIGRATION AND NATIONALITY ACT AND PL 94-484, AS AMENDED):*
RULE: Exchange visitors whose programs are financed in whole or in part, directly or indirectly by either their government or by the U.S. Government, are required to reside in their home-country for 2 years following completion of their program before they are eligible for immigrant status, temporary worker *(H)* status, or intracompany transferee *(L)* status. Likewise, if exchange visitors are acquiring a skill that is in short supply in their home country *(these skills appear on the "Exchange Visitor Skills List")* they will be subject to the same two-year home-country residence requirement. The requirement also is applicable to alien physicians entering the United States to receive graduate medical education or training. The U.S. Department of State reserves the right to make the final determination regarding 212(e).
NOTE: MARRIAGE TO A U.S. CITIZEN OR LEGAL PERMANENT RESIDENT, OR BIRTH OF A CHILD IN THE UNITED STATES DOES NOT REMOVE THIS REQUIREMENT.

(b) *Extension of Stay/Program Transfers:* A completed Form DS-2019 is required in order to apply for a program extension or program transfer, and must be obtained from or with the assistance of the sponsor.

(c) *Limitation of Stay:* STUDENTS - as long as they pursue a full course of study towards a degree, or if engaged full-time in a non-degree program, up to 24 months. Students for whom the sponsor recommends academic training may be permitted to remain for an additional period of up to 18 months after receiving their degree or certificate; post-doctoral academic training may be approved by the sponsor for a period not to exceed 36 months; SECONDARY STUDENTS- up to 1 academic year; TRAINEES - 18 months; TEACHERS - 3 years; PROFESSORS and RESEARCH SCHOLARS - 5 years; SHORT-TERM SCHOLARS - 6 months; SPECIALISTS -1 year; INTERNATIONAL VISITORS - 1 year; ALIEN PHYSICIAN - the time typically required to complete the medical specialty involved but limited to 7 years with the possibility of extension if approved by the U.S. Department of State; GOVERNMENT VISITOR - up to 18 months; CAMP COUNSELOR- up to 4 months; SUMMER WORK/TRAVEL - up to 4 months; AU PAIR- 1 year ; INTERN - up to 12 months.

(d) *Documentation Required for Admission/Readmission as an Exchange Visitor:* To be eligible for admission to the United States, an exchange visitor must present the following at the port of entry: *(1)* a valid nonimmigrant visa, unless exempt from nonimmigrant visa requirements; *(2)* a passport valid for 6 months beyond the anticipated period of admission, unless exempt from passport requirements; *(3)* a properly executed Form DS-2019*(with 2-D barcode)*, which must be retained by the exchange visitor for readmission within the period of previously authorized stay. Exchange visitors are permitted to travel abroad and maintain status *(e.g., obtain a new visa)* under duration of the program as indicated by the dates on this form *(see item 3 on page 1 of this form).*

(e) *Change of Visa Status:* Exchange visitors *(and dependents)* are expected to leave the United States upon completion of their program objective. Exchange visitors who are subject to the two-year home-country physical presence requirement are not eligible to change their status while in the United States by any other nonimmigrant category except, if applicable, that of official or employee of a foreign government*(A)* or an international organization*(G)* or member of the family or attendant of either of these types of officials or employees.

(f) *Insurance:* Exchange visitors are required to have medical insurance in effect for themselves and any accompanying spouse and minor children on J visas for the duration of their exchange program. At a minimum, insurance coverage shall include: *(1)* medical benefits of at least U.S. $50,000 per person per accident or illness; *(2)* repatriation of remains in the amount of U.S. $7,500; and *(3)* expenses associated with medical evacuation in the amount of U.S. $10,000. A policy secured to fulfill the insurance requirements shall not have a deductible that exceeds U.S. $500 per accident or illness, and must meet other standards specified in the Exchange Visitor Program regulations, 22 CFR Part 62.14. For details, consult your program's Responsible Officer or Alternate Responsible Officer *(see item 7 on page 1 of this form).*

2. *EXCHANGE VISITOR CERTIFICATION:* I have read and understand the foregoing, including the Two-Year Home-Country Physical Presence Requirement, and agree to comply with the Exchange Visitor Program regulations, as amended *(22 CFR Part 62)*. I certify that all the information on the Form DS-2019 is true and correct to the best of my knowledge. I agree that I will maintain compliance with the insurance regulations as specified in 22 CFR 62.14, including maintaining health insurance coverage for myself and my J-2 dependents throughout my J-1 program. **I understand that it is my responsibility to maintain my exchange visitor status.** For the purposes of 20 U.S.C. 1232g and 22 CFR 62, I authorize the U.S. Department of State-designated sponsor and any educational institution named on the Form DS-2019 to release information to the U.S. Department of State relating to compliance with Exchange Visitor Program regulations.

NOTICE TO ALL EXCHANGE VISITORS

（吹き出し：2枚目は基本的に付帯情報のみ，ホチキスにつけられて送られてくる．外さないように2枚一組でビザ申請か入国審査の際に見せる）

To facilitate your readmission to the United States after a visit in another country other than a contiguous territory or adjacent islands, you should have the Responsible Officer or Alternate Responsible Officer of your sponsoring organization indicate on the TRAVEL VALIDATION BY RESPONSIBLE OFFICER or Alternate Responsible Officer section of the Form DS-2019 that you continue to be in good standing.

The signature of the Responsible Officer or the Alternate Responsible Officer on the Form DS-2019 is valid for up to one year* or until the end date in item 3 on page 1 of this Form, or to the validation date authorized by the Responsible Officer, whichever occurs sooner.

*EXCEPT: Maximum validation period is up to 6 months for Short-term Scholars and 4 months for Camp Counselors and Summer Work/Travel.

---

* Under the Mutual Educational and Cultural Exchange Act of 1961, as amended, the U.S. Department of State has been delegated the authority to designate Exchange Visitor Programs for U.S. Government agencies, and for public and private educational and cultural exchange organizations. The information is used by Exchange Visitor Program sponsors to appropriately identify an individual seeking to enter the United States as an exchange visitor. The completed form is sent to the prospective exchange visitor abroad, who takes it to the U.S. Consulate *(Embassy)* to secure an exchange visitor *(J-1, J-2)* visa. Responses are mandatory. An Agency or organization may not conduct or sponsor, and the respondent is not required to respond to a collection of information unless it displays a valid OMB control number. Public reporting burden for this collection of information is estimated to average 45 minutes per response, including the time for reviewing instructions, researching existing data sources, gathering and maintaining the data needed, completing and reviewing the collection of information. Send comments regarding this burden estimate or any other aspect of this collection of information, including suggestions for reducing this burden to: U.S. Department of State, A/ISS/DIR, Washington, D.C. 20520.

DS-2019
07-2011

Page 2 of 2

　ていませんでした．コロナ禍が終わるとまた増えるかもしれませんし，時期によって混雑状況は大いに異なるようです．時間になると中へ案内されます．入口で空港のようなセキュリティチェックがあります．警備員の皆さん子供連れには優しいです．東京の米国大使館では入り口の横でベビーカーを預けます．

Department of Homeland Security – Form I-901 Application – Confirmation

Student and Exchange Visitor Program: SEVIS I-901 Payment Confirmation

OMB ▮▮▮▮▮▮

Please print the Payment Confirmation for your records. Reference the confirmation number ▮▮▮▮▮▮▮▮▮ on all inquiries related to your I-901 status. You may be required to produce your payment confirmation for your visa issuance, admission to any United States port of entry, for any change of non-immigrant status, or other United States immigration benefits.

When you go to the Consulate for your visa, you should bring your payment confirmation to prove you have paid the SEVIS fee. If you paid by credit card, this transaction will appear on your credit card bill as "US STUDENT & EV I901 FEE ▮▮▮▮▮▮▮▮".

Department of Homeland Security

U.S. Immigration and Customs Enforcement **Notice of Action**

UNITED STATES OF AMERICA	
CONFIRMATION NUMBER: ▮▮▮▮▮▮▮	**CASE TYPE:** I-901 Fee Remittance Form for F-1, F-3, M-1, M-3 and J-1 Non-Immigrants.
PAYMENT DATE: ▮▮▮▮▮▮▮	**APPLICANT:** ▮▮▮▮▮▮
NAME AND ADDRESS: ▮▮▮▮▮▮	**NOTICE TYPE:** Receipt Notice

Your Form I-901 Application and Fee have been received. Please notify us immediately if any of the above information is incorrect.

This fee payment is valid only for your particular course of study or program. If you fall out of status, apply for a new F-1, F-3, M-1, M-3 or J-1 Non-immigrant visa, or if you want to change your Non-immigrant category to an F-1, F-3, M-1, M-3 or J-1, you may be required to pay another fee.

> **APPLICANT STATUS:** J-1
> **DATE OF BIRTH:** ▮▮▮▮▮
> **PROGRAM NUMBER:** ▮▮▮▮
> **EXCHANGE VISITOR CATEGORY:** RESEARCH SCHOLAR
> **AMOUNT RECEIVED:** $180.00
>
> **SEVIS IDENTIFICATION NUMBER:** ▮▮▮▮▮▮
>
> **THIS ELECTRONIC RECEIPT SHALL BE USED AS EVIDENCE OF PAYMENT**

I-901 Student/Exchange Visitor Processing Fee
P.O. Box 970020
St. Louis, MO 63197-0020
Customer Service Telephone 703-603-3400

図4 Form I-901 SEVIS 費用確認書

　第一の注意点として，ファイルは家族全員分まとめてきたけれど，家族個別にすることが必要です．書類を整え直している間に何人かに抜かされました．大使館内に入る際には，電子機器の持ち込みができません．しかも保管場所もありませんので，大きな荷物は最寄り駅のロッカーに預けたほうがよいと思います．内部で面接を受けます．面接と言っても個室では

なく，JR のみどりの窓口のようなものがいくつか並んでいて，そこで質問
に答える形です．いくつかは人がいないのかブラインドが降りていまし
た．1・2 番が書類チェック（3・4 番は開いていない），5・6 番が指紋取り
込み用でした．7〜10 番が面接用でしたが，そのときは 10 番しか開いてい
ませんでした．

　手順としては，

①最初にまず書類のチェック：ビザは初めてですか？　くらいの質問をさ
　れます．
②指紋取り込み：大人のみ．子供は取られません．そもそも小児は指紋が
　完成していません．

　ここで子供がお腹が痛いと言い出して，トイレ休憩へ．

③気を取り直して面接へ：Are you a physician? くらいしか聞かれません
　でした．しかし私の Five Point Letter がないとのことで，下記の追加対
　応を要求されました．この時点で面接自体は OK だったようで，家族の
　分を含めてパスポートは大使館へ預けられます．

　すべて終わったのは 9：38（約 1 時間）でした．
　ホームページと違ったこととしては，持ち込み可は 25×25 cm の鞄ま
で，と書かれていますが，肩掛け鞄くらいはオッケーのようです．そもそ
も A4 の書類[注9]をきれいに入れなくてはいけないのです．過去の（10 年分
の）パスポートは，こちらから聞いたけれど何も言われなかったです．も
ちろん用意はしたほうがいいでしょう．銀行通帳は原本が必要とあるので
一応持っていきました．医師や研究目的の留学は商用より信頼されている
のか，英文の銀行残高証明書などは特には強くチェックされませんでした．

面接の補足書類について

　ここでは私が必要だった書類について補足説明します．

注9）正確には，DS-2019 の書類は letter サイズ（約 216×279 mm）で，A4（210×297
　　mm）とは微妙に違います．

★ 戸籍謄本とその英訳

　留学生が J−1 ビザを，配偶者や子供が J−2 ビザを同時に申請する場合が多いと思いますが，確実に家族であることを示すために戸籍謄本が必要です．単身でビザを申請する場合は不要です．例えば東京在住で本籍が東京の場合は手間も少なくていいと思いますが，私の場合は福岡県が本籍地だったので，地元へ申請＆郵送依頼をする必要がありました．マイナンバーがあってデジタル申請できる自治体もあるようですが，そうでない自治体もまだ多いようです．さてその英訳ですが，みなさん独自に作っているようです．

　本書では自作のフォーマットを紹介しますので，ダウンロードして活用してみてください．

★ 銀行の英語表記の預金残高証明

　ネットバンキングを設定していれば，そこから申請できる銀行が多いです．直接申請する場合は，元の通帳がある支店でないと無理です．書類作成と郵送に数日かかると言われますので，少なくとも大使館の面接日の 1 週間前には準備をすませておきましょう．いくら必要なのか諸説ありますが，概ね「J−1 ビザがスポンサーする 1 年間の給与」より多い額があれば大丈夫とされています．複数の口座に分けている場合は，合計で上回っていれば大丈夫ですが，その分，手続きの手間がかかります．

　国によってはもっと必要なケースもあり，財政証明書の英訳を求められるケースもあるようです．私が所属している医局では，留学援助で 400 万円を医局員に無利子で貸し出す制度があって，医局長時代にその英文を作って留学予定者に渡したことがあります．その方は無事に留学できたようなので，秘書さんと私で頭を寄せ集めて作った書類も役に立ったのでしょう．これを公式な書類と呼んでいいのか謎のままです．このように助成金などを使って留学する場合には，その英文証明書が必要になるかもしれません．

COLUMN 6

大使館面接で書類に不備があった場合

　大使館には，空港のように金属探知機などの検査を経て入ります．
私の場合は，面接ではわずかに質問されただけで，後は書類についての確認が多かったです．ここで足りない書類があると言われて焦りました．大使館面接で書類に不備があった場合は，面接で落とされれば大変ですが，小規模なものならもちろん追加提出で対応可能です．この時点でパスポートやDS-2019などは預けることになり，アクセスすべきサイトと個別のIDを渡されます（面接D-160のIDとは別）．この数字をもとにログインして，追加書類をアップロードします．私の場合は，留学の受け入れを示すFive Point Letter（図5）をもらってこいと言われました．受け入れ先に連絡したら早く送ってもらえたので，これをアップロードしました．この間，パスポートもDS-2019も没収された状態で不安でしたが，後日ビザが貼られたパスポートと，DS-2019などの提出した書類が戻ってきました．

　実際の指示内容を下記に記します．結局，面接の2日後に追加書類をメールして，5日後にビザが許可されたとのメールが来ました．6日後の夕方にはパスポートにビザが貼られて，家に届きました！

＜大使館からの指示＞

Eメールでコピーを提出する場合：

書類のコピーをEメールで送るよう指示された場合は，申請保留（221g）のお知らせを発行した大使館・領事館へ送ってください．
貼付書類は2MBを超えてはいけません．

東京米国大使館：TokyoNIV@state.gov
大阪米国総領事館：NIVOsaka@state.gov

Eメールの本文に以下の点を明記してください．

- 件名：申請者の名前（英語表記）とケース番号をEメールの件名の欄にお書きください．（例：Yamada, Taro；Case number 123/456-7）
- 氏名（英語表記：姓，名）
  重要：パスポート表記通りの明記が必要です．
- パスポート番号
- 生年月日（日/月/年）
- ケース番号（大使館で告げられたもの）
- 申請地

できる限り追加書類説明のお知らせを添付して送ってください．添付ができない場合は，そのお知らせにある追加書類の項目を書き出してください．

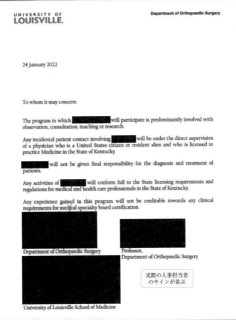

図5　Five Point Letter の例

（永田向生）

⭐Situation #4 ≫ *The interview at the American Embassy*

面接官との会話例

Interviewer: What is your purpose for going to the USA?

You: To do research.

Interviewer: How long will you be staying in the USA?

You: For two years^{注 10)}.

Interviewer: Where will you be doing your research?

You: At the University of California, Sillicon Valley.

Interviewer: What kind of research will you be doing?

You: I will be researching regarding regenerative medicine for patients with spinal cord injury.

Interviewer: Where will you go after that research?

You: I will return to do research at my current institution in Japan.

Interviewer: OK, your visa has been approved.

注 10) J-1 ビザ自体は有効期限が 12〜18 ヵ月だが, 極端に長い (5 年以上など) 期間でなければ, 2 年や 3 年など実際の研究期間を答えても問題ない.

第4章

留学先施設へ提出する書類

Point!

・**医師や研究者の留学には免疫関連の書類が重要. 特に結核関連は注意.**
・**子供と渡航する場合は予防接種の時期を慎重に検討する.**
・**必要な薬剤の手配に時間がかかることもあり, 早めに対応する.**
・**必要時間：1ヵ月程度**
・**必要金額：私費で対応することもある. 数万円**

留学先施設への書類

　施設ごとに書式があるはずで, これらは DS-2019 発行とは関係ありません. ここではすべての施設で問われるであろう**予防接種/免疫**について説明したいと思います. health statement に関する文書が留学先施設から送られてくるはずです（図1）. よく要項を読んで, 追加すべき予防接種の接種時期などを確認してから, 病院での診療を依頼しましょう.

PPD（purified protein derivative）

　ツベルクリン反応のことです. 日本での BCG 生ワクチン接種により免疫を獲得した場合にも陽性となります. 米国では現在 BCG ワクチンは行わず PPD によるスクリーニングにより結核感染を判断しています. 留学前に陽性の場合は, 胸部 X 線画像撮像やクォンティフェロン検査の結果から活動性結核の可能性を判断されることが多いようです. 日本人は BCG ワクチン接種歴があるため, PPD 陽性となると思われますが, その**発赤している状況をカメラで撮像しておくとよい**でしょう. 私は胸部 X 線画像とともに提出を求められました. また, PPD や胸部 X 線画像撮像の時期（例：

UNIVERSITY OF CALIFORNIA SAN FRANCISCO
SCHOOL OF MEDICINE, GRADUATE MEDICAL EDUCATION

PRE-PLACEMENT HEALTH STATEMENT FOR NEW RESIDENTS AND FELLOWS

First Name	Last Name	Date of Birth	Social Security Number

MEASLES (rubeola)

1) 2 doses live measles OR 2 doses MMR vaccine	2) Positive measles titer
Date: ___/___/___ Dose 1: ☐Measles or ☐ MMR ?	Date: ___/___/___
Date: ___/___/___ Dose 2: ☐ Measles or ☐ MMR ?	

MUMPS

1) 2 doses live mumps OR vaccine or MMR vaccine	2) Positive mumps titer
Date: ___/___/___ Dose 1: ☐ Mumps or ☐ MMR ?	Date: ___/___/___
Date: ___/___/___ Dose 2: ☐ Mumps or ☐ MMR ?	

RUBELLA (German measles)

1) 1 dose live rubella OR vaccine or MMR vaccine	2) Positive rubella titer
Date: ___/___/___ Dose 1: ☐ Rubella or ☐ MMR ?	Date: ___/___/___

VARICELLA (chicken pox)

1) 2 doses live varicella OR vaccine	2) Positive varicella titer
Date: ___/___/___ Dose 1	Date: ___/___/___
Date: ___/___/___ Dose 2	*History of disease is not acceptable proof of immunity.*

HEPATITIS B – Strongly Recommended.

2) Hepatitis B Surface Ab Titer	2) 2 doses of HEP B Vaccine	OR	3) PREVIOUS INFECTION – Must provide core antibody & surface antigen titers.
Date: ___/___/___	Date: ___/___/___ Dose 1		Results: Date: ___/___/___ Pos.___ Neg.___
Positive ___ Negative ___	Date: ___/___/___ Dose 2		Hep B core Ab titer Date: ___/___/___ Pos.___ Neg.___ Hep B surface antigen
		OR 4)	☐ Vaccine contraindicated for medical reasons (must complete declination form)

Have you received TDAP (Tetanus, Diptheria, and Acellular Pertussis)?	Date: ___/___/___ (must be 2006 or later)

FOR PROVIDER: I attest that all dates and immunizations listed above are correct and accurate. **I have examined the above named physician within the past 30 days and certify that he/she is in satisfactory physical health** and is free from symptoms indicating the presence of infectious disease (if applicable, a list of exceptions is attached).

Name	_____	Signature	_____
Title	_____	License #	_____
Phone	_____	Fax	_____
Address	_____		

Trainee should be prepared to provide supporting documentation if requested.

図1　留学先施設へ提出する予防接種/免疫に関する書類の例

（次ページへ続く）

（図 1 続き）

UNIVERSITY OF CALIFORNIA SAN FRANCISCO
SCHOOL OF MEDICINE, GRADUATE MEDICAL EDUCATION

NEW RESIDENTS AND FELLOWS PPD REPORTING FORM

First Name	Last Name	Date of Birth	Social Security Number

SIGN AND SYMPTOM REVIEW

Please fill out the following questions and have your provider fill out the questions related to PPD history below.

Have you ever had any of the following symptoms for more than three weeks at a time? *(Please check ALL appropriate boxes)*

Excessive sweating at night	□ Yes	□ No	Coughing up blood	□ Yes	□ No
Excessive weight loss	□ Yes	□ No	Hoarseness	□ Yes	□ No
Persistent coughing	□ Yes	□ No	Persistent fever	□ Yes	□ No
Excessive fatigue	□ Yes	□ No			

If you have any of the above symptoms, you should meet with your provider to determine whether a chest x-ray is indicated. If a chest x-ray is indicated, please attach documentation.

Have you ever received BCG vaccine?	□ Yes	□ No	□ Don't Know
Year of most recent BCG _____	Country		

PPD NEGATIVE HISTORY In lieu of 2 PPDs, 1 negative QuantiFERON test result within 12 months of start date may be submitted.

Recent TB Skin Test *(March 1, 2013 or later for June/July 2013 start dates; for other start dates, within 3 months of start)*	Prior TB Skin Test *(within two years of start date)*
Date Applied:　　/　/	Date Applied:　　/　/
Date Read:　　/　/	Date Read:　　/　/
mm Reading:　　　　mm	mm Reading:　　　　mm

PPD POSITIVE HISTORY

Year of TB skin test conversion _____	mm Reading _____
CHEST X-RAY REQUIRED: Please attach copy of chest x-ray interpretation. X-ray must be done within 12 months of start date.	INH / Other Therapy:
	INH Therapy Taken:　□ Yes　□ No
Date of last Chest X-Ray:　　/　/	Length of Treatment: _____ months
	Other Therapy: □ Yes □ No
X-Ray Results:　□ Normal　　□ Abnormal	Length of Treatment: _____ months

FOR PROVIDER: I attest that all dates and information listed above are correct and accurate.

Name	Signature	
Title	License #	
Phone	Fax	
Address		

渡米前 3 ヵ月以内）が決まっていることがありますので，よく要項を読んでから職員健康相談室の予約をしましょう．

　一方で永田は T-spot の検査の証明が求められました．こちらは東京駅近くのトラベルクリニックで対応しました．また東京・大阪などの大都市では比較的容易に Travel medicine を専門にした医師に相談できますが，地域病院で勤務の場合は余裕を持って対応にあたる必要もあると思います．

留学が決まったら

ワクチンと抗体価

　以下の抗体価やワクチン接種歴の記載を求められます．日本での勤務先の職員健康相談室などのヘルスケアプロバイダーのサインが必要です．

- **Measles, Mumps & Rubella**
  - →麻疹，流行性耳下腺炎，風疹のこと
- **Varicella**
  - →水痘のこと
- **Hepatitis B**
  - →B型肝炎のこと
- **Tdap（Tetanus, Diptheria & Acellular Pertussis）**
  - →破傷風，ジフテリア，非細胞性百日咳のブースターショットが要求されることがあります．非細胞性百日咳のブースターショットは日本未生産であり，輸入製品を使用しなくてはなりません．破傷風とジフテリアだけのTdでよいのか，成人三種混合のTdapでなくてはならないのか，留学先に確認したほうがよいでしょう．Tdapの投与などは取り寄せで1ヵ月後になることもあるので，早めの対応が必要です．

子供やパートナーのワクチン

　配偶者のワクチンも渡航先によって手配する必要があります．また，特に小さい子供を連れて留学する場合は，予防ワクチンを考慮する必要があります．日本小児科学会がわかりやすいスケジュール表を用意しているので準備しましょう注1)．ワクチンの種類によっては立て続けに打てないことがあるので，数ヵ月の計画を立てておくことが必要になります．こうしたワクチンを打っておいて，その証明の書類を作ることになります，これは渡航先の学校に提出するのに使います（☞**第10章**）．

注1)　日本小児科学会が推奨する予防接種スケジュール（https://www.
jpeds.or.jp/modules/activity/index.php?content_id=138）［2023年
4月閲覧］

　このスケジュール表を見ると，0歳の乳児期はインフルエンザ菌 b 型や B 型肝炎，四種混合ワクチンなどで特にスケジュールがタイトです．この時期の子供がいる家庭では，家族が後から留学先に来るなど対応している人たちもいます．1歳に入ると比較的回数が減ってきます．1歳半以降は落ち着いているので計画を練ってしっかり打ってから渡航する方もいます．投与間隔は慎重に担当の医師と相談してください．2歳では実は「定期接種」がありませんが，3～4歳では日本脳炎ワクチンの接種があります．日本脳炎のワクチンは地域によっては生後 6 ヵ月からの接種を推奨しています．投与間隔などは，このスケジュール表のページに加えて，日本小児科学会の「日本脳炎罹患リスクの高い者に対する生後 6 ヵ月からの日本脳炎ワクチンの推奨について」に掲載されています[注2]．

　自身の結核などの検査の準備だけでも大変ですが，上記を踏まえて，子供と留学する場合は細心の注意を払って予防接種の計画を立ててください．長期留学の場合は，現地の方針に従って現地のワクチンを受けるか，必要に応じて一時帰国を検討するケースもあるでしょう．

　欧米などでなく，熱帯病地域に留学する場合は，厚生労働省検疫所のホームページを参照に追加のワクチンを必要とすることがあります[注3]．

COVID-19 関連：ポストコロナ時代の留学

　2020～2022 年は，COVID-19 のワクチン接種証明を，飛行機の搭乗や入国に際して必要としている国もありました．2023 年以降次第に緩和されています．副作用など怖い面もありますが，2 回または 3 回摂取していれば概ね受け入れてくれるようです．デジタル庁が頑張ってくれていて，「新型コロナワクチン接種証明書アプリ」を用いた QR コードの提示が求められることになります．渡航中に提示を求められることもありますので，携帯電話内だけでなく，予備で紙媒体でも用意しておきましょう．

　子供については，2023 年現在，ワクチンも一部は米国食品医薬品局

注2）日本小児科学会「日本脳炎罹患リスクの高い者に対する生後 6 か月からの日本脳炎ワクチンの推奨について」（https://www.jpeds.or.jp/modules/news/index.php?content_id=197）［2023 年 4 月閲覧］

注3）厚生労働省検疫所 FORTH（https://www.forth.go.jp/index.html）［2023 年 4 月閲覧］

（FDA）が許可していますが，特に強く求められることはありません．こうした制度も，COVID-19の沈静化に伴い，変化していくことでしょう．こんな大変な時期もあったねと振り返れる日が来ることを，第7波のピーク（2022年8月）に渡航した私は願っております．

COLUMN 7
意外と時間がかかるいろんな書類の英訳

　私が留学先から提出を求められて，一番時間がかかったのは何とCopy of Medical School Diplomaでした．卒業証明書なら大学に連絡すると，英語ですぐ出してくれそうだなと思いますよね．大学病院で勤務していたので，道を渡ってすぐの大学医学部教務課に行ってやりとりすればいいやと思っていました．しかし実際は，「教務課から書類をもらって自分が送る」のではなく，「教務課から受け入れ施設へ書類を送ってもらい，その確認書類を受けとる，といったやりとりを依頼する」という形で，時間がとてもかかりました．もし出身大学から遠い地域で勤務している場合は，大学の教務課に行くために，ここでも平日に休みを取る必要があります．このように正規の書類としての英文証明書はそれぞれ対面での手続きが必要なことがあり，その都度平日に時間を作らなくてはならないのがストレスに感じられました．

　もう一つ時間がかかったのは，日本の医師免許の英訳です．厚生労働省の「医師等医療関係資格者の英文証明書申請手続」のwebサイトを参照にして[注4]，作成を依頼します．このとき，医籍と本籍登録地が違う場合は時間がかかることに注意してください．その場合は本籍地の保健局とのやりとりも生じることがあり，出生地との整合性などを聞かれます．私の場合は1ヵ月かかりました．担当課長のハンコが必要らしいのですが，本省の課長クラスというのは国の政策に関わる仕事で多忙のため，数週に一度の処理のようです．

（永田向生）

注4）厚生労働省「医師等医療関係資格者の英文証明書申請手続」（https://www.mhlw.go.jp/content/000819025.pdf）［2023年4月閲覧］

留学が決まる前に

第5章

将来の留学に向けてやるべきことは

Point!

- 自分の留学希望は早めに周囲に伝えておく.
- 英語論文などコツコツと時間をかけなくてはいけないものには早くから取り組む.
- 必要時間：total で数年かけて計画していく. 1つの臨床論文ではテーマ決め＋データ取り＋執筆に数ヵ月, reject や revise 後の accept までで1年を要することがある. 基礎論文は実験などで数年を要する. 複数のプロジェクトを進めることで1つあたりの時間は短縮できる.
- 必要金額：論文投稿費用や国際学会参加費は 1,000 ドル以上することがある. 研究費などで対応できるか上司と相談する.

留学に向けてできる準備

　将来は留学したいと漠然と考えている医学生・若手医師は多いと思います. 一般的に若い人材の留学離れが近年指摘されることが多いですが, 医療業界に限ると, 海外に留学したいと考えている若者は多い印象です. いわゆる"留学して箔をつける"という意味合いよりも, 英語習得や日本以外の国での生活を体験したいという気持ちが強い気がします. では一体, 多忙な臨床医や研究者は, 留学に対してどのような準備ができるでしょうか.

現地の医療事情を学ぶ

　留学前に，留学を希望する国の保険制度や医療経済について学ぶことをお勧めします．例えば米国に留学するにあたって，米国の背景がわかると，保険の違いによる病院ごとの患者層や入院期間の短さのような日米間医療の違いを理解しやすくなるでしょう．また日本未承認の薬剤や技術については，日本にいても勉強できることがあるはずです．**知らない知識や単語は，英語で聞き取ることができません．** 英語力が低いのではなく，米国の医療事情の知識が乏しくて話がわからない，というのではもったいないですよね．日米の医療システムの違いは留学時に一番驚くことで，それを知ることが留学の目的の一つではあります．しかし，無知のまま体験するより，知識を持って目の当たりにするほうが，効率よく吸収できるはずです．

　USMLE^{注1)}取得は研究留学では必須ではありませんが，米国医療教育の水準での知識が身につきますし，もちろん履歴書にも書けます．渡米中に米国医療に触れていると，将来のキャリアプランの選択肢も増えてくるのではないでしょうか．留学中には多くの米国人医師と触れ合うチャンスがあります．留学先で出会った人たちと交流をもち，将来の自分の活動につながるようにしようと考えている人と，どうせ日本に帰るのだから積極的に交流をもたなくてもよいと考え対応している人とでは，同じチャンスでも活かし方は違ってきます．いわゆる**「2023年問題」**^{注2)}もありますので，志の高い人は今のうちから努力したほうがよいでしょう．

注1) USMLE は United States Medical Licensing Examination の略．米国の医師免許取得に際して合格することが必要な試験．

注2) 2023年から国際基準を満たした Medical School の卒業生のみ ECFMG（Education Comission Foreign Medical Graduates）certificate を得ることができるようになる．日本の医学部のいくつかがこの基準を満たさないため，USMLE 受験資格を得られない可能性があるという問題がある．ただコロナ禍で2024年からにこの措置がスライドした（https://www.jacme.or.jp/pdf/20200518.pdf）．2024年以降は ECFMG（日本では日本医学教育評価機構 JACME に委託）に認可された医学部でなければ，その在学生・卒業生は ECFMG の ID が取得できない（＝USMLE が受験できない）．新制度についての ECFMG からの声明を参照されたい（http://www.ecfmg.org/forms/9212010.press.release.pdf）．要件を満たすために各医学部はカリキュラムなどを調整している．認定大学は JACME のホームページを参照（https://www.jacme.or.jp/）［各ホームページは2023年4月閲覧］．

英文業績をつくる

　留学の際には，留学先への履歴書提出が必ず求められます．また，助成金獲得にもこれまでの研究業績を問われることがあり，**その多くは英文で業績を求められます**．若手医師がどのような英文業績を上げることが可能かというと，論文を書くか国際学会で発表するしかないと思います．英文での書籍や教科書などの執筆依頼は若いうちに回ってくる仕事ではありません．その点，英文論文発表や国際学会発表は，本人の努力と周りのサポートがあれば成し遂げることができます．履歴書の publication の欄に英文業績がないのは少し寂しい気がします．

　また，英文での論文投稿をしたことがないような状況で渡米すると大変です．渡米中に業績を上げようとすると，論文投稿についても渡米後に学ばなくてはなりません．日本にいるうちに，日本語で学べるものは学んでおいたほうがよいでしょう．もちろん，英文論文が採択されるのは，英語が母国語ではないわれわれには簡単ではありません．しかし，だからこそ採択されたときの達成感は何ものにも代えがたく，**他の医師と自分とを差別化できる術でもある**のです．英文論文の書き方には良著がたくさん出版されていますので，そちらを参考にしてください[注3]．

国際学会に行こう

　国際学会の参加費は馬鹿になりません．そして，参加するためには長時間の移動を伴います．日帰りや一泊で参加できるものでもありませんので，臨床業務の面で同僚の医師に負担を強いることになります．しかし，それでも**参加する意義は大きい**と言えます．大手をふって参加するために，自分の演題を出すよう努力するでしょうし，採択されれば英語での発表のチャンスが生まれます．参加している日本人医師もモチベーションの

注3) 大谷・永田の個人的なお勧め英文論文作成の良著は以下のとおり．
　　①大井静雄『医師のための　英語論文執筆のすすめ—11 の教訓（アドバイス）・8 つの極意（シークレット）』（メジカルビュー社，2001 年）
　　②松原茂樹ほか『臨床研究と論文作成のコツ　読む・研究する・書く』（東京医学社，2011 年）
　　③福原俊一『臨床研究の道標（みちしるべ）—7 つのステップで学ぶ研究デザイン』（健康医療評価研究機構，2013 年）
　　④康永秀生『必ずアクセプトされる医学英語論文　改訂版』（金原出版，2021 年）

高い方が多く，また海外だからこそ珍しがって顔を覚えてくれますし，コミュニケーションも取りやすいでしょう．もちろん海外医師との交流だってできます．このように**自分の意識を高めるうえで，国際学会参加は非常に刺激的で有意義**なのです．

　また個人的には，演題が採択されなくても参加できる環境があったほうがよいと思います．周りに迷惑がかかるし，演題が通らなくては国際学会に行きづらい……と思うかもしれませんが，そのような状況ですと，翌年になっても恐らくその人を取り巻く環境はあまり変わらないでしょう．国際学会に行くことで前述のような刺激を受けますし，どのようなトピックが世界の主流となっていて，どのような医師が各分野の最前線に立っているのかが実感できます．例えば，最近の日本の子供はサッカー技術が高くなってきていると聞きます．これは以前と比べて欧州などの一流サッカー選手のプレイを観る機会が格段に増えているからではないでしょうか．第一線での活躍を見て，そこを目指そうと思うからこそ，実力もついてくるのです．

履歴書を作ってみよう　✈

　日本の履歴書は，写真を貼って，年齢を書いて，運転免許などの資格を書いていきますが，欧米で一般的に求められる履歴書（Curriculum Vitae：CV）は形式が異なります．年齢や肌の色で区別されないように，学歴は書くけれど，生年月日や性別すら書くことはありません．顔写真は施設によっては求めるところもあるようです．**第1章**中の「資金調達」の項目でも触れましたが，自分の業績の管理は重要です．一度作ってしまえば，後でも使用可能ですし，どんどんアップデートできます．その時点での自分の強みや足りないところを知ることができます．

　南江堂ダウンロードページより，履歴書の英訳フォーマットをダウンロードして流用できます．

　医師や研究者の場合は，まず Personal Information（メールアドレスや電話番号などの連絡先）を書いて，Education and Training と続きます．日本の医師免許や海外での資格があれば Quantification として書いていきます．Experience ではどういう研究をしてきたかなどこれまでのまとめを簡潔に表記しましょう．Education として，大学以上の教育をどこで受けたのか書いていきます．そして留学先に Vision を示して何を学びたいかを

示してもいいでしょう．いずれも簡潔に書くことが重要です．

　さらに以下の項目に該当しているものがあれば，書き加えていきます．
- **Publication**：英語の査読付きのもの，PubMed や Google Scholar で検索できるものがいいでしょう．査読なしの Letter は別個に扱います．
- **National Level Presentation**：国際学会での presentation の機会があればいいですが，Publication が優先です．
- **Patent**：科研費や企業の競争的資金を獲得していれば記載します．
- **Award**：国内の学会でも，外国人もスピーチするものなら掲載していいでしょう．
- **Reviewer's Activity**：英文誌に投稿したことがあれば，査読の依頼が来た方もいるかもしれません．科学への立派な貢献です．査読した雑誌名を書きます．ただし，査読した論文を明らかにするのはいけません．

　いきなり英語論文は時間と労力がかかるという意味でミドルリスク・ハイリターンだと思いますが，学会の Award については，国内学会でも応募することはノーリスク・ハイリターンです．落ちても何も傷つくことはありません．国際学会にも学会費をサポートする Grant/Award もありますので，情報収集をしっかりして活用していきましょう．

プラスアルファ

　留学するからといって，その国の医療を神格化してはいけないと思います．例えば米国の医療が日本よりもすべての面で優れているわけではありません．少なくとも少額で高度な医療が受けられる日本の医療のほうが，患者目線からは絶対に良いと，留学を経験した医師は異口同音に言います．渡米までの自分のキャリアを否定する必要もまったくありません．渡米後に通用する日本からの技術，また向こうの医師に教えることができる技術はあるはずです．臨床医の仕事でも分業化の進んだ米国では，医師がもつことのできない能力というものが存在します．それを日本人医師はもっている可能性があります．例えば，米国の外科医は画像読影があまり得意ではありません．専門の放射線科医に必ずコメントを求めますし，そもそも画像読影に興味がないようです（もしかしたら，本当は読影できるのかもしれませんが，放射線科医の仕事を奪ってはいけないと考えている

のか，必ず読影を依頼します）．米国の医師があまり得意でない知識や技術をもっていると，留学中の自分のストロングポイントになりえます．それは，彼らとのコミュニケーションを円滑にする要素ともなるのです．

COLUMN 8
リテラシー

　米国人医師は undergraduate で 4 年間医学以外のことを学んでいますので，リテラシーが高い人が多い，と言われています．しかし，どうも医療に限るとリテラシーが高いとはいえないようです．スタッフとして働いている医師を見ていますと，全分野に精通しているような人はおらず，1 つの分野で突き抜けて業績がある人は多くいます．カンファレンスをやっていても，自分と畑が違う分野にはまったく口を挟みません．興味がなさそうにしていると思ったら，自分の畑のことになると雄弁にいくらでも語り出すのです．個人的には，研究に必要な統計の話をしているのに，やはり興味がなかったり，話がかみ合わなかったりと，大変な思いをしました．彼らは自分の突き詰めた分野以外は他の専門家に任せているのです．分業化された米国の医療システムの中で生き残るには，専門性を高めることが大切なのかもしれません．ただ，留学生が出会う医師は，大学という academic hospital で活躍している方が多いため，この話には選択バイアスがある可能性もあります．また，米国人と深く付き合うようになると，教養のある深い人間性を感じることがあるかもしれませんので，楽しみにしたいと思います．

（大谷隼一）

COLUMN 9
米国医師のキャリアパス（図1）

　まずは概論を話します．ご存じのように米国は日本のような医学部はなく，一般大学を出た後に，Medical School に 4 年間通います．2 年間の生理学や解剖学などの勉強の後に，2 年間の病院実習で実践的に学びます．この時点で，ストレートに行ったとして 26 歳になります（米国の年度は夏に始まりますが）．Medical School の後半が日本の初期臨床研修制度に相当します．日米どちらが手技や経験を積めるかの議論はここでは置いておきます．その中でマッチングシステムに乗っ取り，レジデンシー（科ごとの一般研修）に応募します．日本の後期研修に相当するので，レジデンシーを応募する時点で，ある程度専門分野が決まっています．日本から多く活躍する若手医師を送り出している N プログラム[注4]はこのレジデンシーをサポートします．内科や小児科などのレジデンシーは 3 年間で，その後に循環器内科や小児消化器科などの 3 年間のフェロー（後期専門研修）を行います．

　続いて，われわれ（大谷・永田）の専門である脊椎外科について話します．米国で脊椎外科の専門医となるには，整形外科 5 年のレジデンシーの後に脊椎外科のフェローを 1 年経験する必要があります．脳外科 7 年のレジデンシーの後に，このフェローシップに応募してくる者もいるようです．レジデンシーが長い分，内科よりフェローは短いようです．たった 1 年で 300〜500 件の脊椎手術の執刀または第一助手をさせて，専門医として放り出すシステムです．米国は病院が偏在しており，一つの施設に症例が集まるので成せる技です．とはいえ，日本脊椎脊髄病学会では，初期研修 2 年の後に整形外科専門研修 4 年を経て，日本整形外科学会の専門医試験に合格し（脳外科から脊椎外科に進む道もあります），かつ 300 件の脊椎手術の執刀または第一助手を経験していることが学会認定の指導医の案件であるので，実は変わらないのかもと思ってきました．

注4）N プログラムについて（https://www.tokio-mednet.co.jp/company/nprogram.html）〔2023 年 4 月閲覧〕

a. 内科の場合

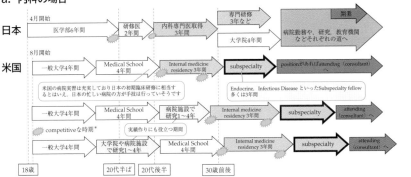

b. 整形外科の場合

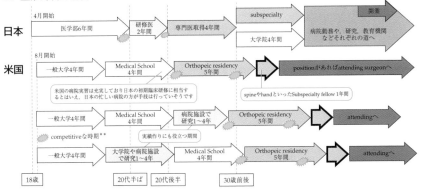

図1　日米のキャリアパス

　私の留学先の施設では，北米レジデンシー修了予定者向けの4人の
フェロー募集枠に146人！の応募があり，足切りの後に面接を40人
に行ったようです．北米のレジデントはレジデンシー3年目頃に，仕
事の合間を縫って，全米に散らばる興味のあるプログラムで面接を受
けるので，なかなか過酷です．1人当たり20もの施設に応募するよ
うです注5）．この4人の募集枠というのも米国の専門医機構で厳密に

注5) Bernatz JT：Factors considered in ranking spine surgery fellowship applicants：a
　　survey of program directors. Spine（Phila Pa 1976）**46**：882-885, 2021

管理されているので，各施設で勝手に増やせないようです．現在の私の施設では，フェロー4人でも忙しいので，外国人（海外医学校卒業生；IMG）向けのフェロー採用枠を毎年1人分用意していました．私はそこにタイミングよく潜り込んだ次第で，完全に運でした．このIMG枠も勝手に増やせず，こうした人数の限界を設けるのをシーリング制度と言います．日本でも主に都市部の人気の科では，専門研修に制限を設けるシーリング制度があります．

　日米の違いは，いったん専門医になると収入が大きく上昇することでしょう．多くの医師がMedical School時代の高額な奨学金の返済などのストレスを抱え，フェロー時代までを安月給で過ごします．これまでの苦労と生涯年収を天秤にかけて専門を選ぶことになります．給与は，医師3年目なら日本の方が概ね高いようですが，専門医になると米国の医師の方が圧倒的に高いと言えます．

　専門細分化は避けられない現代医学では，フェローシップも避けられない課程になりつつありますが，定年制がない米国では専門医が飽和するリスクもあり，その修了が将来の就職先を無条件に保証するというわけではありません．したがって，競争が激しい米国においては，フェローを始める前から具体的な"Exit plan（出口戦略）"を描く者が多い印象です．整形外科レジデンシーとフェローシップはほぼ連続しているので，競争が激しいプログラムに入るための選考を控えたときに，どこまで自身の履歴書（CV）を充実させているかが重要です．実際，今の私の施設での応募者たちは，新卒（一般大学4年→Medical School 4年→整形外科レジデンシー5年の途中）は6割くらいで，既卒（一般大学4年→Medical School 4年→この前後に基礎の研究室行ったり，Medical Schoolの前に臨床研究に参加したり実績を積む→整形外科レジデンシー5年の途中）が4割くらいで構成されていました．競争が激しい科を選びたいときは，Medical Schoolに入る前から戦略を立てて，募集までに10～20本の論文を用意している者すら一定数いるのが米国です．

（永田向生）

COLUMN 10
医局員量保存の法則

　日本の年度は4月始まりですが，欧米の教育施設は夏（7月や8月）が年度開始のことが多いです．決まったプログラムにアプライする場合は，日本の年度途中で留学することになるかもしれません．さて，あなたが旅立った後は施設に欠員はできて前年度より人数が減ってしまうでしょうか．それともあなたの留学を見越して事前に他の医師が勤務を始めており，人数に余裕があるでしょうか．留学を志す医師たちが大学医局に属している場合は，その施設の事情に合わせて大学医局が便宜を図ってくれることもあると思います．しかし基本的には，医局員は新しく人が入ってくる4月にしか増えません．年度途中にどこかで補充が必要な場合は，あなたが所属する施設ではなく別の施設で人が減っていることもあります．医局長時代，某ジブリアニメの冒頭シーンのように医局員が空から降ってこないかと毎晩夜空に願いを込めていましたが，1人も降ってきませんでした．例外として，留学からの帰国希望者が出たり，介護や産休明けからの復帰希望者が出たことはあります．医局員の絶対数が増えているわけではないのですが，現場（前線）復帰してくれる者が増えるので，こうした報告を聞いたときには大変嬉しく思っていました．

　というわけで，XX年ごろ留学したいという希望や，または留学の受け入れが決まりそう，といったことはできるだけ早くあなたが属している組織の人事担当者に相談するといいでしょう．どの医局にも属していないという場合でも，上司や施設長への相談は重要です．医師の欠員が出ると外来が忙しくなるだけでなく，残る医師たちには，当直が増えたりなど様々な負担が押し寄せます．残る同僚たちへの感謝の気持ちを忘れてはいけません．日本人は不言実行が尊ばれますが，しっかりと前もって意思表示をしておくほうがいいと思います．横槍が入るリスクよりも，意外な応援をもらったりすることもありますよ．

（永田向生）

COLUMN 11
USMLE の動向

　コロナ禍の中で大きな影響を受けたのが米国の医師免許に相当する USMLE[注1]です．日本国内にもたくさん対策本が売られていて，『First Aid』という本を中心に勉強していきます．かつては，主に生化学や病理学と臨床を結びつけた Step 1 と，臨床知識をより問う Step 2 CK（Clinical Knowledge），そして模擬患者を診察してカルテを書く Step 2 CS（Clinical Skills）に分かれていました．前二者は東京・大阪でも受験でき，CS は米国 5 都市での受験でした．この 3 つを獲得すると ECFMG を得て「診療行為が米国でできる」権利を手にします[注2]．米国には日本のような国の医師免許はなく，レジデンシーの間に Step 3 を受験して，州の免許を取得して医療行為を続けていきます．

　2023 年現在，大きな変更点が 2 つあります．コロナ禍で模擬患者に接する Step 2 CS が中止になっています[注6]．年々米国人以外の合格率が，特に Step 2 CS で下がっている傾向だったので，この変更が日本人に有利かどうかは議論が分かれるところです．2 点目は，研修プログラムの応募に Step 1 の点数があまりに偏重して用いられた是非から，点数をつけるのではなく合格か不合格かの表記になりました[注7]．このため，これまで以上に北米の医学生が CV での実績（論文の数や課外活動など）を重視するようになると言われています．

　ここからは個人的な意見ですが，もしこの本を手に取っているのが医学生や研修医なら，USMLE を勉強していいのでは，と思います．英語の勉強は必ず役立ちますし，1 人でやるのは気が滅入ることもあるので，グループでやることを勧めます．もし今この本を手に取っているのが専門研修以上（医師として 3 年目以上）の時点であるなら，きっと現場で忙しい日々を送っていると思います．それならばよほどのことがない限り，今の日本の研修を精一杯頑張ることの方が留学へ

注6）USMLE Step 2 CS について USMLE の声明（https://www.usmle.org/work-relaunch-usmle-step-2-cs-discontinued）［2023 年 4 月閲覧］

注7）USMLE の声明（https://www.usmle.org/usmle-timeline-step-1-passfail-score-reporting）［2023 年 4 月閲覧］

の近道だと思っています．専門知識や手技を磨くといった意味での留学が近づくからです．欧州やオーストラリア，カナダ，シンガポールなど，現地の免許がなくても受け入れてくれる施設は多数あります．その他にも，医薬品やインプラントの企業がサポートしている留学などもあるでしょう．

　中東からツテを頼って米国のフェローになった中には，先にポジションの約束をもらってから USMLE の勉強をする者もいて，実に効率的です．

（永田向生）

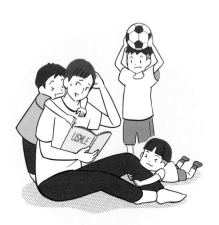

第**6**章

留学先の決め方

Point!

- ・前任者がいれば大いにお世話になる．
- ・留学をして学びたい自分の「専門」を決める．
- ・必要時間：お目当ての人物に会いに行く．1〜2日×人数
- ・必要金額：学会参加費や交通費

前任者から仕事を引き継ぐ

　この留学パターンが一番多いのではないでしょうか．留学希望があり，このような恵まれた環境のグループに属している人は，**是非，早くから留学希望，海外志向であることをアピールし，留学を実現してほしいもの**です．モノ（住居，家具，車）もヒト（ボス，同僚，ご近所との人間関係）も前任者から引き継ぐことができ，現地でのスムーズなセットアップが可能な留学パターンです．前任者との都合が合えば，現地で会って引き継ぎを受けることもできます．

前任者がいない

　考えようによってはチャンスと言えます．**自分の本当に興味のある分野にチャレンジできる**からです．もしも，自分の興味がある留学先候補とつながりのある日本人を知っているのでしたら，コンタクトをとってみましょう．先方とのコンタクトに関するアドバイスをくれたり，紹介してくれたり，推薦書執筆などの協力をしてくれる可能性がある医師が自分の所属グループ内にいる（たいていは上司？）ならば，とてもラッキーです．留学の希望をその上司にお願いしてみましょう．日米のボス同士が知り合

いであれば，留学中もこちらのことを気にかけてくれる環境が手に入る可能性が高いと思います．もしもそのような知り合いがいないのならば，国際学会などでお目当ての人物と話している日本人がいないかどうか探るとよいでしょう．過去に留学していたときの知り合い，かつてフェロー仲間であった，などのつながりがある日本人がいるかもしれません．最大のチャンスは，日本国内の学会にお目当ての人物が講演に来ている場合です．誰が呼んだのか，どういう経緯で呼ばれたのかが把握しやすいですし，先方のスケジュールも把握しやすいですよね．そのようなチャンスがあるのならば，日本全国どこでも行くべきだと思います．

前任者もいないし，ツテもない

　将来のボスになるかもしれない人に直接会いに行って，話して留学をお願いするのが一番よいでしょう．メールではどうしても印象が弱くなってしまいます．お目当ての人の講演で最前列に座って質問もしたなど，先方に印象づけるような行動が事前にあれば，なおよいでしょう．reception party などはチャンスの場でもあります（☞**Situation #5**）．米国でハイクラスのポジションについているような医師は，基本的に話し上手で，社交場では非常に優しいので，冷たくされることはありません．

　留学先を新しく開拓するうえで大変な点は，自分を（もしかしたら日本人を代表して）米国人研究者に認めさせて，研究テーマを与えられたり見つけたりして，短い留学生活で何かしらのアウトプットを出さなくてはならないことです．**放置されたり，都合のよい労働力として扱われたりしないように注意すべき**です．自分の仕事に対しては，しっかりauthorship を主張する．大人数が絡んだ仕事では，自分の signature をつけなければ，その他大勢の中に埋もれてしまいます[注1]．

留学の種類を知る　大学院・研究・臨床（**図1**）

　どこ，に行くことと同じくらい，いつ/どのような立場で行くのか，も大

注1) 著書『ワーク・シフト』の中でロンドン・ビジネススクールのリンダ・グラットン教授は，「未来への第一のシフトの中で，自分の手がけた仕事を際立たせるために自分の signature を確立する必要がある」と述べている．

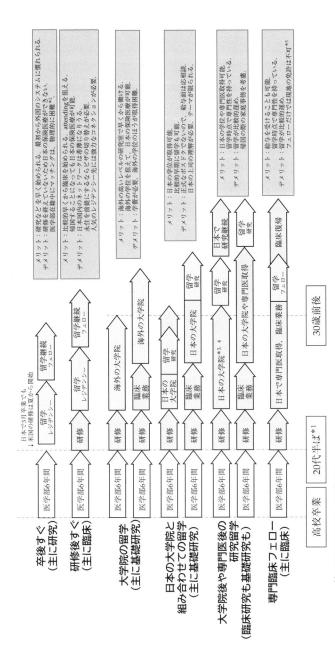

卒後すぐ
（主に研究）

メリット：研究など早く始められる。最初から外国のシステムに慣れられる。
デメリット：研修を終えていないため日本の保険医療ができない。物理的に困難。

研修後すぐ
（主に臨床）

メリット：比較的早くから臨床を始められる。attendingを狙える。
帰国する際にはそのことによるネットワークは希薄になりうる。
デメリット：日本国内のネットワークの切り替えが必要。永住を前提にするなどが必要。海外のレジデンシー先には強力なコネクションが必要。

大学の留学
（主に基礎研究）

メリット：海外の高いレベルの研究室で早くから働ける。海外の学位を狙える。
デメリット：学費の必要。海外の学位のほうが取得困難。

日本の大学院と組み合わせての留学
（主に基礎研究）

メリット：日本の学位の取得が可能。比較的短期に留学も可能。
デメリット：正式なポストがでないと困難。日本の上司の理解が必要。テーマが限られる。

大学院後や専門医後の研究留学
（臨床研究も基礎研究も）

メリット：日本の学位や専門性を持つことも可能。留学時点で専門性を持っている。
デメリット：留学が比較的遅れ。帰国の際の家族や環境性を考慮。

専門臨床フェロー
（主に臨床）

メリット：給与を受けることも可能。留学時点で専門性を持っている。
デメリット：留学が比較的遅れ。フェローだけでは現地の免許は不可*5。

留学レジデンシー／留学継続フェロー

研修　留学レジデンシー　留学継続フェロー

研修　海外の大学院

研修　臨床業務　日本の大学院　留学研究

研修　臨床業務　日本の大学院*3, 4　留学研究

研修　日本の大学院や専門医取得

研修　日本で専門医取得、臨床業務　留学フェロー

医学部6年間　高校卒業　20代半ば*1　30歳前後

日本で研究継続／留学研究／臨床復帰

日本で3月卒業でも米国の研修は夏から開始

医学部6年間　（各項目）

* 1 年齢はおおよその目安です。
* 2 この時点で日本の医師免許を出ておらず、現地の大学を出ておらず、医学部在籍中にマッチングに渡米したりなどの特段の事情がないと物理的に困難だと思います。
* 3 概ね大手技を要する外科系のほうが日本の大学院進学は遅くなり、内科系大学医局に入局と同時に大学院進学をするところもあるようです。
* 4 日本と現地の指導教官の理解を得て、日本の大学院生でポスドク扱いで留学できた事例や、たくさんの留学をやりながら基礎と臨床の橋渡しの研究は海外でやるなど、たくさんの道があります。
* 5 先にフェローを、後からレジデンシーを行い、州の免許を取得するケースもあるようです。

図1　医師の場合の留学の種類

事になってきます．留学の動機には，単純にその国で暮らしたい！　という
ものと，ある専門知識や技術を身につけたい！　といったものに大別され
ます．前者の場合は早めに様々な手続きを学んだ方がいいでしょう．後者
の場合は，**自分が極めたい専門分野の業績がある，ボスがその専門雑誌の
Editorial Board に名前を連ねている，というのが留学先を決める一つ
の基準**ではないかと思います．

　研究主体の場合は，現地の大学院に行く，医学系大学院在籍中に行く，
または卒業後にポスドクとして行くという3つがあります．誤解を恐れず
書きますが，多くの日本人にとっては，日本のほうが博士号取得は簡単で
す．現在の医師の留学では，ポスドクの立場で行くことが多いと思います
が，現地との交渉によっては，日本の医学系大学院に通っている期間にポ
スドク待遇を用意してくれるかもしれません．この場合は給与が期待でき
るでしょう．一方で無給の場合は希望の留学先へ受け入れてもらえやすい
メリットはあり，日本から助成金（☞**第1章**）を持っていきそのデメリッ
トをカバーする戦略もあります．

　臨床主体の場合は，現地でレジデンシーから初めて専門医を目指すの
か，フェローとしてスキルや専門知識を学びに行くのかと言った目的が重
要です．一般的に J–1 ビザには2年間の帰国義務がありますので，注意が
必要です．ビザを切り替えたり，免除になる方法もあります[注2)]．米国の場
合は，Medical School に自身の奨学金で通い，卒業時点で 1,000 万円を超
える借金を背負っていることはザラにあります．レジデンシーやフェロー
と比較して，専門医の給与が一気に高くなるので，皆なんとかして専門医
として職を得ようと必死です．このため，レジデンシーやフェローの後に
帰国する日本人臨床医が多いことを不思議がっているようです．家族と共
に留学する場合は，子供がいるとして，例えば中学からは日本で教育を受
けさせたいといった「いつまで留学ができるのか」といったことを，家族
内で話し合っておく必要があるでしょう．

注2) J ビザ帰国義務免除について（https://www.us.emb-japan.go.jp/itpr_ja/j-visa.
　　html）［2023 年 4 月閲覧］
　　Two year rule について（http://www.kenkyuu.net/guide-4-08.html）［2023 年 4
　　月閲覧］

COLUMN 12
むやみやたらに応募することの是非

　私は，このようにあくまで人や研究施設ベースで留学先を決めるべきで，むやみやたらに履歴書（CV）を送って反応を待つのはやめた方がいいかな，という立場です．それで留学先を見つけた武勇伝もあるようですが，実際に私は医局長時代に，毎月のように外国から送られてくる履歴書を受け取っていました．主にアジアの国からです．立派な業績も書いている者もいましたが，多くは水増しさせて「大きく見せて」いることがわかります．また文面からも，一部だけ内容を変えて，明らかに多くのところにメールを送っているなと思われる内容もありました．私が1年間で，「こういう応募があるようですが拝見されますか？」と上司にまで報告したものは，10通以上来た中の2通でした．2通とも結局お断りになってしまいましたが．報告する基準は，研究はお金がかかるので，その人が助成金や研究費を取ってきているか，というものでした．これは基礎研究室の応募に関する個人的な意見です．ラボに研究したいテーマが溢れていて人手が足りない！など，時の運によっても変わったと思います．

　履歴書が送られてくるだけ，日本はまだ捨てたもんじゃないと思います．そして実際に他国からの留学生をたくさん受け入れて成果を上げている日本の研究施設を尊敬します．

（永田向生）

COLUMN 13
専門誌にコネを作る

　コネという単語は聞こえが悪いかもしれませんが，その重要性を認識したことが私にもあります．とある雑誌に論文が accept された後に，その論文のタイトルがどうしても内容にそぐわないので変えたい（Reviewer が指摘していないのもおかしな話ですが）と悩んだことがありました．いったん論文は accept されると雑誌社に渡されて，もう著者でも変更できないものです．私が 2017 年に短期訪問していたイタリアの病院の指導医がその雑誌の Deputy Editor（副編集者に相当）だったので，何とか雑誌のためにも変更できないか，と頼み込みました．するとその先生が雑誌社に交渉して，いったん論文が差し戻され，必要な訂正を経て世に出すことができました．一介の東洋人が雑誌社に交渉してもきっと無理だったと思うので，こうしたコネがあることは有利でした．もちろん多くの雑誌では論文の査読（review）は匿名で行われるので，発表元の有利不利はない（はず）なのですが．

　この経験を踏まえて，専門性を突き詰める留学なら，専門雑誌の Editorial Board の先生が働く施設は，留学先を決める 1 つの基準になるのではないか，と学生さんに話しています．こういう先生が日本に講演に来る際などはチャンスです．もちろん現地でレジデンシーから始めてジェネラルに学ぶ臨床留学もあります．

　個人的には，将来帰国することを目的にした留学ならば，大いにそれぞれの家庭環境に合わせて楽しめればいいと思っています．実績なんてできなくても，友達できればそれでいい．その友達がとても助けてくれることがあるというお話でした．いや，友達もできなくても，自分自身や家族が楽しめればそれでもいいのではないでしょうか．1 度しかない人生ですから．

（永田向生）

COLUMN 14

アプリケーションは英語表記で使う

　私のラップトップに入っている Microsoft Office や統計ソフトは，すべて日本語表記のバージョンですので，留学中に米国人医師は読むことができず，まったく操作ができませんでした．このため，作業の途中経過を彼らに相談することが少々むずかしく感じました．PowerPoint で「この写真はもう少し上にずらそう」くらいのレベルは相談できますが，統計ソフトでデータを解析する途中に出てくる中間生成物的な変数や統計結果などはまったく理解されませんし，こちらもうまく説明できません．そうなると，最初からある程度，完成度の高いアウトプットを出していかないと（論理的な構成のスライドだったり，統計結果をうまく示した Table だったり），「この日本人やるな」とはなりません．パソコンのアプリケーションを英語バージョンで買おうとは，日本にいるときには考えもしませんでしたが，今思うと留学するのでしたら英語バージョンを使用するほうが便利です．

（大谷隼一）

⭐ituation #5 ≫ *Requesting acceptance for studying abroad*

会話例

Simple version

Nice to meet you, my name is Taro Ryugaku.

I am a spinal surgeon at Nankodo University Hospital in Japan.

I was deeply impressed with your presentation yesterday.

I wonder if it may be possible for you to allow me to work with you.

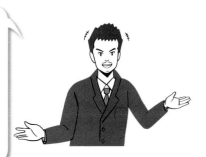

More formal version

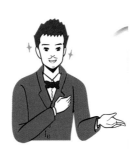

It's a great pleasure to see you, Dr. Venture.

My name is Taro Ryugaku. I'm working as a spinal surgeon at Nankodo University Hospital in Japan.

I am very much interested in minimally invasive surgery, and I have always greatly admired your work in that field.

Actually, there is something that I would like to ask you.

I would really appreciate it if you would let me work with you.

Could you please let me know your contact information?

Useful alternative/additional sentences/expressions

挨拶

① How do you do? My name is Taro Ryugaku.

② Nice to meet you, my name is Taro Ryugaku.

③ It's good to meet you, I'm Taro Ryugaku.

身の上話

④ I'm working for Nankodo University Hospital in Japan as a spinal surgeon.

⑤ I belong to the research laboratory on stem cells.

⑥ I'm associated with researches on spinal cord injury.

相手を誉める

⑦ I have always greatly admired your work in cervical spinal surgery.

⑧ I would like you to know that we are greatly impressed with your academic work.

切り出す

⑨ Pardon me, but, may I ask you a question?

⑩ Actually, I have a favor to ask of you.

お願いをする

⑪ If you wouldn't mind, I would very much like to go and study at your laboratory.

⑫ I would really appreciate it if you would allow me to work with you.

⑬ If possible, could you please let me work with you?

連絡先を教えていただけますか

⑭ How can I contact you?

⑮ Could you please let me know your email address?

⑯ Could I have your contact information?

ほかの便利な言い回し

（左ページの対訳です）

挨拶

❶　ご機嫌いかがですか？　私の名前は留学太郎です．

❷　お会いできて嬉しいです，私の名前は留学太郎です．

❸　お会いできて光栄です，私は留学太郎です．

身の上話

❹　日本の南江堂大学で脊椎外科医として働いています．

❺　幹細胞に関する研究室に所属しています．

❻　脊髄損傷の研究に携わっています．

相手を誉める

❼　私は頚椎手術のあなたの研究にいつも大変感銘を受けています．

❽　あなたの研究にとても印象づけられていることをお伝えしたいのです．

切り出す

❾　ところで，一つ質問よろしいでしょうか？

❿　実はお尋ねしたいことがあります．

お願いをする

⓫　もしよろしければ，あなたの研究室に留学させてもらいたいのです．

⓬　あなたと働くことができれば，とても嬉しいです．

⓭　もし可能であれば，あなたと働かせてもらえませんか？

連絡先を教えていただけますか

⓮　どうやってあなたと連絡をとればよいですか？

⓯　Email アドレスを教えていただけますか？

⓰　あなたの連絡先を教えてください．

MEMO

留学直前から到着直後まで

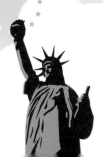

第7章

日本国内での早めの準備

Point!

・留学開始直後にお金が最も必要なので，カードの限度額を上げたり，送金手段を考慮しておく.
・国際運転免許証は意外と役立つ. 場所によっては土日に申請可能.
・銀行口座と住居は日本国内からも確保できることがある.
・必要時間：国際運転免許証取得に半日. 銀行や役所の手続きに平日を使うこともある.
・必要金額：手続きそのものは各数千円程度.

住所変更と転居/転送サービス/生命保険/車の処分

　留学中に，現在の日本の住居に郵便物が届いてしまうと困りますね. 郵便物を受け取ってもらう人や住所（実家など）を決め，学会誌など定期的に郵送されてくる郵便物を受け取ってもらうようにしましょう. あるいは，学会に連絡して登録住所を変更しておくことです. また，公共料金の明細書などは，**この際ペーパーレスにしてしまいましょう**. 郵便窓口にて転居/転送サービスの手続きが可能で，1年間は旧住所に送られた郵便物を新住所先に転送してくれます. 設定を忘れて病院の医局に届くものもあるかもしれません. 郵送物を管理している秘書さんなどに実家の住所など，どうしても重要なものを転送する送り先を伝えておいた方がいいかもしれません.

　生命保険に入っている場合は，連絡先を変更する場合もあります. 保険担当者に早めに連絡してみましょう. 長期の渡航の場合は，車の処分も検討しなくてはなりません. 親戚や他の人に譲渡するにも時間がかかる手続

きが必要ですし，中古車として売却するなど対応が必要です．

各所属学会手続き

　各所属学会の休会や学会誌発行の停止も必要であれば行います．また，専門医などの更新期間を確認しておきます．専門医の維持に必要な単位や手術症例数については，留学期間中は免除扱いしてくれる学会もあるようですので，必要に応じて早めに相談するようにしましょう．

海外転出届，住民税，健康保険

　住民税は，その年の1月1日に国内に住所があり，前年度の所得金額が一定以上ある方が課税対象となります．1年以上国外にいる場合には，帰国するまで住所がないものとみなされ，住民税は課税されません．1年以上の留学を予定している場合は，海外転出届を出しましょう．各区市町村の住民登録窓口にパスポートを持参し，所定の用紙に記入します．この手続きにより国民年金は強制加入義務がなくなりますが，任意加入することもできます．**国民保険加入は除外されますので，留学時に一時帰国する際は，怪我や病気に注意しましょう．**

　家族がいる場合は，その間の保険について一考する必要があります．家族と一緒に留学する場合は，日本の保険を使わなくていいケースが多いでしょうし，家族が日本に残る場合は配偶者の保険を切り替える必要がありますのでこれも手続きが必要です．私が勤務していた東京大学医学部附属病院では，常勤での勤務が1年以上の場合は，2年まで保険継続可能なプランがあることを紹介されました．このときは「任意継続組合員は，共済組合にそのまま加入延長となるわけではないので，ご家族の扶養手続きをやり直したり，掛金の支払い方法など，何点か調整の必要がある」と丁寧に人事労務課の担当者から説明を受けましたが，私の場合は家族と一緒に留学するので費用対効果でこの手続きはしないほうがいいだろうと推奨されました．この担当の方は留学をする医師をたくさん対応してきたようで，色々と質問できました．

　日本の自治体は「転居が決まったら早めに手続きを」と謳っていますが，マイナンバーカードがどのタイミングで無効になるかを確認しましょう．転居届を出すと無効になると思いますが，留学直前まで短期の外勤（アルバイト）などでマイナンバーが必要になる場合も，基本的には対応できま

す．私も後述する Wise のアプリでの本人確認に，転居届提出後にマイナンバーカードを使いましたが，一応は問題なくできました．

運転免許証/国際運転免許証

　まずは運転免許証の有効期限を確認します！　更新期間は誕生日をはさんだ 2 ヵ月間と決められていますので，その期間に日本にいない可能性もあります．特例として更新期間前に更新を受けることができますので，警察庁のホームページを確認してみてください[注1]．

　国際運転免許証を取得しておきましょう．到着直後の色々な手続き（車の購入/銀行口座開設など）では，パスポートと別に写真付きの ID として確認が必要になるときがあり，国際運転免許証が使える場合があるからです．

　申請は免許交付センターや警察署で可能です．多忙な臨床医は土日に行くことになると思います．免許の更新にたくさんの人の列が並んでいることがありますが，国際運転免許申請は別の列であることが多いので，よく入り口で確認してください．最初はあまり待たずに手続きできます．ただし申請用紙の提出後の支払いの列は同じなので，途中から他の免許更新者と同じ時間待つことになります．**期間は 1 年間有効で当日もらえますので，出発 1 ヵ月前程度で準備するのがベストでしょう．**

　ジュネーブ条約締約国では，米国は国際運転免許証が有効とされています．その他の国では大使館への確認が必要です[注2]．ただし，米国の州法によっては，上記条約は観光および商用などの目的で訪米した短期滞在者に対してのみ有効と解釈されている州もありますので要注意です[注3]．早めの州の運転免許証取得が必要とされます．

注 1) 警視庁ホームページ「海外旅行，出産等の理由による更新期間前の更新手続」を参照（https://www.keishicho.metro.tokyo.lg.jp/menkyo/koshin/koshin/koshin06.html）［2023 年 4 月閲覧］
注 2) 警視庁ホームページ「ジュネーブ条約締約国等一覧」（国際運転免許証が有効な国）（https://www.keishicho.metro.tokyo.lg.jp/menkyo/menkyo/kokugai/kokugai04.html）［2023 年 4 月閲覧］
注 3) 例えば，在サンフランシスコ日本国総領事館ホームページには，観光および商用等の目的で訪米した短期滞在者に対してのみ有効，というカリフォルニア州法における国際運転免許証の解釈について記載があった（https://www.sf.us.emb-japan.go.jp/itpr_ja/m02_03.html）［2023 年 4 月閲覧］

　もう少し細かく見ていきます．2023 年現在の米国の法律では，実は 49 の州で最大 3 ヵ月間の滞在であれば日本の運転免許証で米国国内を運転できます．ジョージア州のみ国際運転免許証を取得する必要がありますが，その他 49 の州では，パスポートと一緒に日本の運転免許証を持っていれば，車をレンタルしたり，万が一警察に止められた場合にも，提出に有効な書類とみなされます[注4]．

　しかし実際は，日本の免許証を見せても警官やレンタカー会社の人がわからないので，結局は国際運転免許証に頼ることになります．日本の免許証で運転をすることが合法であっても，日本語で記載されているため当局ではその内容が確認できず，誤解が生じる可能性もあります．諸々考えますと，渡航後すぐのレンタカーの運転なども，国際運転免許証を用意して，基本的には日本の運転免許証も携帯していた方が安全です．

　一般的には，米国で日本の運転免許証を使用するのは少なくとも 21 歳かそれ以上の年齢の方でなくてはなりません．多くのレンタカー会社，特に大手レンタカー会社では，車をレンタルするのに少なくとも 25 歳であることが要件として記されている場合があります．年少の弟妹などと渡航する場合は注意が必要です．

日本の銀行口座

　オンラインバンキングで海外送金ができるサービスがあります．この種の手続きは時間がかかることも多いので，**留学が決まったら早めに（2〜3 ヵ月前から）計画的に行動しましょう．**送金するためには海外の銀行口座があることが求められますので，これまで口座を所有していない人は，日本にいながら口座を作る方法を選んでもよいでしょう．ただし日本にいながらの外国の銀行口座開設は年々厳しくなっています（☞**第8章**）．

　コロナ禍前で下見に容易に行けた方や，海外勤務に慣れている駐在員の方々に話を聞くと，最初の渡航で現地に口座を作り，日本の海外送金が行える口座を作って，家族と渡航する前にお金を送れる準備を整えているようです．渡航直後の 1 ヵ月が，住宅や車などの購入で最もお金を使う時期であることを意識しましょう．アプリを使った送金や，海外送金用銀行口

留学直前から到着直後まで

座の立ち上げなど，自分に合った方法で整えておくことが重要です．この
お話は**第8章**もご参照ください．

米国でのクレジットカードを作る

　米国に限定したお話です．表題で誤解を受けそうですが，医師や研究者
が留学していきなり米国「の」クレジットカードをいきなり作ることは基
本的にできません．クレジットヒストリーがないからです．カード社会の
米国では，現地のカードがないと不便です．いつまでも日本の銀行口座/日
本円にリンクしたカードを使っているとレートの影響を受け，また手数料
も高くかかることがあります．現地の銀行口座を開設したら（☞**第8章**），
そこの口座とリンクしたデビットカード（タイムリーに引き落とされる
カード）は作れます．信頼（クレジット）で成り立つクレジットカードは，
米国入りして Social Security Number（SSN）を作ってから，クレジット
ヒストリーを1〜2年積み上げて作ることになります．

　ところが日本にいながら申請できるカードがあります．JAL や ANA と
いった国際線大手航空会社のカードです．職場の住所で作成可能です．日
本のクレジットヒストリーをもとに作成されます．**審査に時間がかかるの
で，米国へ行く場合は，1〜2ヵ月前を目処に手続きを始めます．**
- **JAL USA CARD**

　https://www.jalusacard.com
- **ANA CARD U.S.A**

　https://www.anacardusa.com

　審査は終わっても実際の職務が開始しないと届きません．また基本的に
最初は職場に届くように設定されています．住所を自身の米国の家に変更
すると，そこからのカード再発行になるので，届くのに時間がかかります．
ただ私は，郵便事情が悪かったためか，自分がまだ来たばかりで認識され
ていなかったのか，待てども待てども自分のデスクにカードが届きません
でした．秘書さんに郵便物の確認を頼んでいたのですが……．住所を自宅
に登録して再発行のお願いの電話をして，再度郵送をお願いすると，比較
的早くに自宅に届きました．カードが届いたら，電話または web で銀行口
座や SSN とのリンクができます．ストレスの多い渡航直後に，電話も日本
語で対応可能なのが安心です．

PayPal

　米国での小切手以外の支払い方法として，PayPal[注5]が使用できる場合があります．PayPalはインターネットを介した決済サービスで，相手に口座番号などを知らせる必要がありません．日本にいながら日本アカウントに登録できます．支払いはPayPal口座からですが，PayPal口座に残高がなければ登録したクレジットカードから引き落とされます．PayPal口座には日本の銀行から入金できませんので，実際はクレジットカード払いとなります．小切手のような面倒な手続きがいりません．アカウント1つで日本の口座と米国の口座を合わせて使うことはできません．

便利なアプリケーション

　日々，世の中を便利にしてくれるアプリケーションが生まれています．渡米後すぐにWi-Fi環境につながるとも限りませんので，日本にいるときからアプリケーションを取得しておくのがよいかと思います．インフラが整備されている日本と異なり，**何かと不便なことが多い米国の日常生活も，アプリケーションを使いこなすことで随分便利になります**．日本でも使用できるものもありますので是非ダウンロードしてみてください．以下に，特に便利と感じるアプリケーションを挙げておきます．便利なアプリケーションを取得し，不便な留学先での生活を快適なものにしてください．

Uber

　スマートフォンからハイヤーを呼べるアプリケーションです．登録してあるクレジットカードから料金が引かれますので，料金の支払いでドライバーと揉めることがありません．利用後は乗客，ドライバーがお互いをratingします．このratingがドライバーのサービスを良くしています．相乗りして料金が安くなるUber POOLやグレードの高い配車サービスなど，様々なサービスがあります．地域によっては食事をデリバリーしてくれるUber Eatsも一般化し，どんどん事業が発展しています．日本では旅客業務に制限があるので基本的にタクシー業者が対応しますが，規制の厳しく

注5）Paypalは日本の銀行口座を登録するか，米国で開設する銀行口座を登録するか検討して使用する．

留学直前から到着直後まで

ない海外では一般人がアルバイト感覚でドライバーをやっています．私が働く施設では，病院近辺の治安が悪いために，夜間まで仕事が延長したときのことを考慮して入職前の加入を求められていました．ライバルのLyft，Curb などのアプリもあります．

★ Yelp

　レビューアーの rating system により美味しいレストランがわかります．**Yelp は飲食店だけでなく街のすべての店舗を rating したアプリケーションで，本当に便利です．** そのお店が現在営業中かどうかも教えてくれます．例えば，近所のクリーニング屋さんでサービスがよいのはどこか？食後にアイスを食べたいが，まだ店は営業しているか？ そういったことをすべて Yelp が教えてくれます．もちろん悪名高い DMV（☞**第14章**）はちゃんと低い評価になっています．

　また，海外で生活すると困ることの一つに，レストランでメニューを見ても料理が想像できないということがあります．頼んでみたけれど，想像していたものとまったく違うものが運ばれてきたという経験はないでしょうか．これも Yelp で解決できます．アプリ内にレビューアーの投稿した写真が載っており，写真つきのメニューを見るように自分の食べたい物を選択できます．レビューのコメントや写真の掲載の多さで，お店の人気メニューもわかるのです．個人的に，レストランであれば 4.0 点以上は間違いなし！ と考えています．

★ Google Maps

　日本でも使用することが多いアプリですが，バスや電車を組み合わせないとうまく移動できない米国ではより重宝します．バス乗車中も Google Maps があれば駅名がわからなくても GPS 機能で降りる場所がわかり便利です．米国で中古車を購入するとナビがついている場合もありますが，これがまたかなり大雑把で，現地でも，車に iPhone スタンドをつけて Google Maps を見れるようにしている人もいます．

Open Table

　web 上でレストランの予約ができます．外食の際に予約をしたいが，忙しくてなかなか営業時間に電話をかけることができない人や，電話での英会話に自信がない人には非常に便利です．

Wise

　日本の口座から少ない手数料で海外口座に送金可能なアプリです．仕組みとしては，Wise が持っている日本の口座に自身の日本の口座からネットバンキングなどで送金して（日本国内の送金なので通常の手数料），それに見合った金額を，現地の Wise からあなたの現地口座に振り込んでもらえます．海外への直接送金ではないので，レートが良いことが利点として挙げられます．初期設定にマイナンバーカードが必要ですので，セットアップを日本でして，海外の口座を作ってから現地で使用し始めることになると思います．

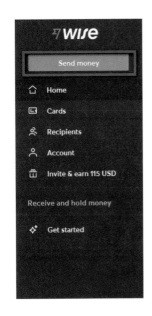

COLUMN 15
便利な決済アプリ Venmo

A: Oh, I have no cash. （あら，現金がないわ）
B: I paid for you. （立て替えとくよ）
A: Thank you. I will Venmo you soon!
（ありがとう，すぐに Venmo で返すわね！）

Google や Dropbox など，米国の日常生活で動詞として使われている企業名はいくつかありますが，Venmo もその1つです．Email アドレスまたは Facebook アカウントを使って Venmo アカウントを作成後，携帯番号を登録します．ショートメッセージサービス（SMS）機能を通して携帯が有効か確認され，その後は銀行口座またはカード情報を登録します．同アプリを持っている個人間の銀行口座か，デビットカードを使ったお金の送受信が無料で行えます．送金は，受け取り側が通知を確認し，銀行口座に移すことで現金化されます．request という機能で支払いを請求することも可能です．取り引きの記録や，友人が他の人と行ったやりとり（取り引き金額は非表示）を閲覧できるソーシャル機能もついています．

（大谷隼一）

第**8**章

銀行口座の作り方

Point!

- 現地の銀行口座は留学開始直後の送金を受け入れる手段としても重要.
- SSN をもらう前の申請では慣れていない施設は手続きに時間がかかることがある.
- 必要時間：必要書類が揃っていれば半日. 一部は日本からも対応可能.
- 必要金額：最初の振込みに 1,000 ドルほど必要なことがある.

口座は 2 種類　

　　銀行口座開設は，カード社会である米国で生活するうえで欠かせません. 米国の銀行には，以下の 2 つのタイプの口座があります.

★ checking account

　　小切手帳とデビットカードの支払いなどで使用する口座です. **日本と比較すると米国では日常生活であまり現金を使用しません**ので，この口座から引き落とされていくことになります. ATM から現金を引き出すキャッシュカードにデビットカード機能をつけることができ，日常的によく使用します. 米国での買い物では，レジにカード読み取り機があり，PIN ナンバーを入力することで支払いが完了する仕組みになっていることが多いようです. デビットカード機能を使うと checking account から直ちに引き落とされます. デビットカードでの支払いしか受け付けないガソリンスタンドもあり，無人の場合に困るので注意しましょう. **デビットカードがないと生活が不便です.**

⭐**savings account**

月に引き落としができる回数が決まっており，ある一定の回数を超えると口座を閉められてしまう可能性もあり注意が必要です．また，残額の程度によって維持費がかかるグレードもありますので各銀行に確認しましょう．

口座の account number とは別に routing number という9桁の銀行名とその支店名を表す番号があります．**米国での銀行口座開設後にコールセンターへ問い合わせた際に，本人確認のためよく聞かれることは，最近の口座の引き出しや預け入れの日付と金額です．**口座開設時に入金した額などは覚えやすいので，日付と金額を記憶しておくとよいでしょう．

家賃などは小切手での支払いを求められることもまだ多いですが，インターネットバンキングや PayPal，Venmo（☞**第7章，COLUMN 15**）などでの支払いも徐々に普及してきています．

日本で海外の口座を開く

銀行口座を開くのに重要なのが本人確認です．かつては三菱 UFJ 銀行の口座を持っていれば，米国にある三菱 UFJ 銀行系列の Union Bank で口座開設ができました．しかし三菱 UFJ 銀行が Union Bank の株式を売却して，Union Bank が現地の U.S. Bank とシステム統合を行うことになりました．このため三菱 UFJ 銀行から Union Bank への個人預金口座の取り次ぎは，2023年4月以降は終了しています．

テロ対策など国際的な金融リテラシーの高まりにより，基本的に本人確認を窓口で行う必要があり，日本にいながら海外口座を開くのは一部の国に限られます[注1]．

現地で銀行口座を開く

現地で銀行口座を開く際に，役立つ英文文例をいくつか挙げておきます（☞**Situation #6**）．口座開設に必要なものは身分証明書，Social Security Number（SSN；あれば確実ですが申請中でも開設できることもあります），現金またはトラベラーズチェックです．**最初に決まった額（1,000ドル**

注1）三菱 UFJ 銀行海外口座紹介サービス（https://www.bk.mufg.jp/tsukau/kaigai/
　　　kouza/）〔2023年6月閲覧〕

など）の入金が求められることがあります．留学直後では身分証明書にま
だ現地の運転免許証がないので，私はパスポートと国際運転免許証，また
入職が認められていることを示す書類を求められました．勤務先と連携し
ている現地の銀行だと理解があり，話がスムーズに進むこともあります．
日本と異なり，現地の銀行は土曜も開いている店舗も多いので，忙しい留
学開始直後にもスケジューリングに役立ちました．

　米国の場合，支店名と呼ばれるものが基本的にないため，先述の routing
number という 9 桁の数字で対応しています．これと口座の account num-
ber とが留学後の生活に重要になります．日本のクレジットカードを使い
続けると，海外での使用として手数料が高くついたり円ドルレートに影響
されたり何かと割高です．現地の銀行口座を開設するとその口座に紐付け
されたデビットカードを作ることができ，アプリで残高が確認できます．

　口座とカードは配偶者と連名で作れます．この後の運転免許の手続き
（☞**第 14 章**）などに有利になりますので，連名をお勧めします．その際，
口座開設には本人が立ち合う必要があるので，配偶者と子供をホテルや家
に残して自分だけで手続きを，というのは基本できません．お金のことな
ので慎重に対応したいところだと思われます．語学に不安がある場合は，
テレビ電話を利用した翻訳サービスを使えるところがほとんどだと思いま
すので，日本語でお願いすることもできます．

小切手を活用しよう

　銀行を開設すると 1 週間ほどで小切手が使えるようになります．最初に
口座を開設すると数枚もらえます．旅行慣れしてトラベラーズチェックを
使った人以外は，初めて小切手を使うということもあるのではないでしょ
うか．トラベラーズチェックも 2000 年代は使われていましたが，各種アプ
リやカードセキュリティの発達に伴い，日本国内では 2014 年で販売が終了
しているようです．カードの支払い限度額以上の物品を購入する場合（住
居，中古車など）はこの小切手が必要になります．引越し直後は色々な生
活用品を購入する必要があるので，意外と必要になるかもしれません．

　小切手の書き方についてはいろんな web サイトで語られているので問
題ないと思います．右上に日付を書き（米国式では月/日/年），支払い先，
数字の支払額，アルファベットの支払額を書いていきます．最後のセント
単位の書き方が特徴的ですので注意を．最後に横棒を書くのは書き込み防

止の名残らしいです.

　大事なことは,当たり前ですが,不渡りにならないように! 気をつけましょう. 住居の購入(☞**第9章**)や車の購入(☞**第14章**)などのときは特に注意が必要です. 税金や手数料などで最終的に当初の想定より金額が多く請求されるケースがあります. 不渡りの記録が残ると将来的にクレジットヒストリーに傷がつくので,米国生活が落ち着いてクレジットカードを作るときの妨げになりかねません.

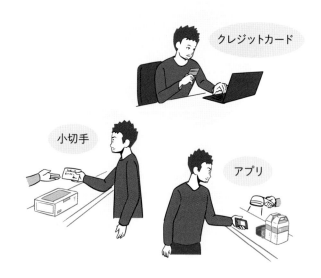

COLUMN 16
自動引き落とし

　米国の生活に慣れてくると便利なのが，ほとんどの生活に現金を持ち歩かなくてよくなることです．私の留学先だったサンフランシスコでは，すべての交通手段が Clipper というカード，病院内の日々の食事も FreedomPay という機能で支払われていきますので，本当に現金を使いませんでした．これらのカードは，自動引き落とし機能を加えることができます．

　常に checking account からお金が引き落とされているのをみて，バランスが悪いなと感じた私は，FreedomPay という院内のカフェや食事するときに使用する決済機能を savings account から引き落とされるように設定しました．それが失敗でした．savings account を月に複数回引き落としに使用すると口座が閉じられるというのは前述のとおりですが，銀行から電話で最後通告がきたのです．事前に何回か確認の電話がきていたのですが，20 ドルを超えると自動引き落としされる FreedomPay の設定にしていたのに気づかなかったのです．大人しく checking account を自動引き落とし先にするのが賢明と思われます．

（大谷隼一）

Situation #6 ≫ *Opening a bank account*

Useful alternative/additional sentences/expressions

口座を開きたい

❶　I'd like to open a checking account.

❷　I'm interested in a combined checking and savings account.

名義をどうするか

❸　I want to make it an individual account.

❹　I'd like to open this account in both my name and my wife's name.

ID を提示する

❺　I can show you my passport.

❻　My social security number is 123-12-1234.

お金を預ける

❼　I'd like to deposit 20,000 dollars into my checking account.

❽　I want to deposit 30,000 dollars in traveler's checks into my savings account.

デビットカードをつける

❾　Can I ask you to add debit card functionality to this cash card?

❿　I'd like to apply for a debit card.

小切手をもらう

⓫　I'd like to order two boxes of fifty checks.

⓬　Can I ask you to have my address and phone number printed on these checks?

口座について質問する

⓭　What is the current interest rate for a savings account?

⓮　Could you please let me know how to use the ATM?

ほかの便利な言い回し

（左ページの対訳です）

口座を開きたい

① checking account を開設したいのです．

② checking account と savings account の開設に興味があります．

名義をどうするか

③ 個人名義にしてください．

④ 私と妻の名義で，この口座を開いてください．

ID を提示する

⑤ パスポートを提示します．

⑥ 私の Social Security Number は 123-12-1234 です．

お金を預ける

⑦ 20,000 ドルを checking account に預けたいです．

⑧ 30,000 ドル分のトラベラーズチェックを savings account に預けたいです．

デビットカードをつける

⑨ キャッシュカードにデビットカード機能をつけてください．

⑩ デビットカードを申し込みたいです．

小切手をもらう

⑪ 小切手 50 枚入りを 2 箱ください．

⑫ 住所と電話番号を小切手に印刷してください．

口座について質問する

⑬ savings account の金利はどのくらいですか？

⑭ ATM の使い方を教えてください．

第9章

住居の決め方

Point!

- 渡航前に決められたらかなりラッキー．単身と家族連れで見るポイントが異なる．
- 現地の日本人掲示板などを探り，国内でツテがあれば最大限利用する．
- 住所と SSN，銀行口座の関係を把握しておくことが重要．
- 必要時間：紹介などがある場合は数日．かなり根気が必要．
- 必要金額：ルームシェア，賃貸アパートなどで異なる．最初の月の家賃や保険の加入金が必要．初期に 1,000～2,000 ドル相当．

　海外生活において，住居の決定は最も大事なことの一つです．安全性，利便性，家族の人数など様々な条件があり，家族によって重要視する住居選びのポイントは異なるため，住居選びの大変さやエピソードも留学する家族ごとに様々あります．住所と郵便番号は，海外新生活のセットアップを進めるうえで問われる最低限の個人情報ですので，住居が決まらないと落ち着いた留学生活をスタートできません．**われわれ日本人は，米国人にとっては"エイリアン"ですので，家を借りる際には様々な困難が待ち受けています．渡米後すぐには Social Security Number（SSN）はありません**し，米国のクレジットヒストリーもありません．こちらも米国での新生活で不安ですが，貸し手からすると財政面で得体の知れない在留外国人とみられていて，家を貸して大丈夫かどうか疑われているということを認識しておきましょう．理想は，事前に留学先を下見して住居を決める・契約するところまで対応することですが，特に忙しい臨床医にはスケジューリングも難しい面もあると思います．特に2020～2022年に留学をした医師たちは気軽に何度も渡航もできない中で対応せざるをえなかったよ

うです．やはり，すでに日本人が住んでいる・住んでいたことがある，と
いう物件のほうが有利です．

　住居自体は現地に到着してから探す方法，日本にいながら住居を決める
方法があります．どちらも入居時に必要な deposit は，何に使われる金額
か最初に確認しておきましょう．

住所と SSN，銀行口座の関係を把握する

　住所と SSN，さらには銀行口座，これには無限ループの穴があります．
ここでは web 上で紹介されていた皮肉たっぷりのミームを紹介します．

★ある駐在員の例

留学生：銀行口座を開きたい．
銀行　：SSN を取って出直してこい！
留学生：（現地の SSN オフィスに行って）SSN が欲しい．
担当者：郵送でしか受け取れないから先にアパート借りてこい！
留学生：（現地の不動産屋に行って）アパートを借りたい！
不動産屋：銀行口座もねぇ奴には貸さねぇぞ！

　この人は，会社の住所を SSN の送り先にするための手続きを人事部に
してもらって，先に SSN を取得してアパートを借りるという解決をとっ
たようです．

　このように，会社の駐在など手厚いサポートがあるといくつか対応法が
ありますが，個人で対応することになる医師・研究者はどうすればいいで
しょうか．理想的には仕事開始前に余裕を持って到着して，住所を下見し
て決めて，家族は後から呼び寄せて，となるのでしょうが，医師や研究者
の場合，多忙な中ではなかなか退職直前に下見の時間も取りづらいと思い
ます．また，ビザの期限は現地の受け入れ開始 1 ヵ月前から有効なので，
そこも考慮に入れる必要もあります．燃料代が高騰していることも考慮し
て，度重なる渡航は，時間のみならず財政面でも負担になってしまいます．
このため，読者の多くは渡航してから SSN を入手したり，住居を手配する
ことになると思います．SSN の入手法については後述（☞**第 13 章**）しま
す．結論を先に書きますと，正式に発行される SSN のカード（これが驚く

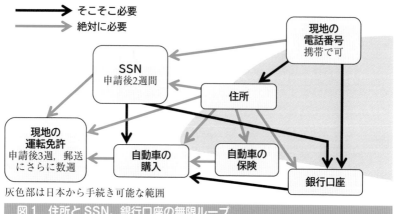

灰色部は日本から手続き可能な範囲

図1　住所とSSN，銀行口座の無限ループ

ほどシンプルな紙です）は郵送されるので，住所またはそれに相当するものが必要です．郵送は2週ほどかかるので渡航してから住居を探すと，その分のホテル代も高くついてしまいます．会社が手厚くサポートする駐在員と異なり，医師や研究者の場合は，住所→SSNの流れがいいでしょう．

　この無限ループの構造について図にしてみました（図1）．描いている途中で私も気づいたのですが，やはり住所が図の中心を占めています．SSNも住所がないと届かないし，車も所在地を登録する必要があります．早くに住所が決まれば，かなり楽にはなります．

　この図は人によって状況が異なる場合もあると思います．例えば，海外の職場が決まってそこの寮が自動的に決まる場合などです．それでも会社のサポートなどがない医師や研究者にとって，日本からなんとかできるのは，電話番号，頑張って住所，そして一部の国では銀行口座というのが現実的なところです．電話番号は日本からも米国など渡航先のSIMカードを手配することはできますし（☞**第11章**），プリペイド携帯の購入は現地でもすぐに可能でハードルは低いです．遠隔での車の購入は，家以上に細かい傷が安全を左右するので，個人的にはお勧めしません（☞**第14章**）．中古車を購入しようとして，webで展示してあってこれはいいなと思った車が，扉を開けてみると金具に大きな欠損があったので怖くてやめました．知り合いの日本人からの引き継ぎなどの例を除いて，慎重に対応したほうがいいでしょう．

　私の場合は，米国 SIM カードで 10 桁の現地で使える電話番号を日本で手配し，Messenger で大家と話して家の保険にも入りながら住所を決めてから渡米しました．渡米前の 1 ヵ月は空家に家賃を払うことになりました．

　さて，日本で住所を決めるうえでのデメリットは，**①直接物件が見られないこと**，**②土地勘がなく周囲が不明なこと**，の 2 点だと思います．2023 年現在はコロナ禍を経て，web での下見も各アパートのホームページで充実してきましたので，直接下見ができないデメリットは大幅に軽減されている気がします．もちろん細かいシミなどは分からないのですが……．虫が出たりする地域もあるので，直接内覧を強く勧める方もいます．

　土地勘のないところに行く場合は，治安状況の確認が必要です．私は留学が決まった当初，勤務先の病院があるダウンタウン近くの物件を見ていましたが，治安が悪く発砲などのリスクがあることを後で聞いてやめました．それでも同僚の独身医師などはその辺りのガードマン付きのマンションに住んでいるようです．治安はよく調べて，話を聞いて判断したほうがいいでしょう．

　もう一度まとめますと，住所を手に入れ → 車や住所に使うお金を保管する銀行口座を整備し → SSN を手に入れたうえで → ラスボスに運転免許が来る流れです．

住居タイプ

　留学生が住む住居タイプは，主に apartment（日本で言う賃貸アパート），condominium（日本で言う分譲マンション）に加え，各留学先施設の寮が候補に挙がります．部屋のつくりは，ベッドルームがいくつあるかで呼称が変わります．

- studio（日本で言うところのワンルーム）
- 1 bed room（リビングのほかにベッドルームが 1 つ）
- 2 bed room（リビングのほかにベッドルームが 2 つ）

などと呼ばれます．米国は部屋数が住居人数によって決められている州もありますので，留学に子供を連れて行く場合は注意が必要です．ただし，そんなルールは無視して，内緒で寮に大家族（もしかして家族ではない？）で住んでいる他国の留学生もいます．utilities とは電気，水道などの公共サービスに対する費用のことです．

　米国の住居には，屋内に洗濯機を置くスペースがない家があります．その場合，アパートの中にランドリーがあり，複数世帯が共同で使用します．アパート内にランドリーすらなく，近くのコインランドリーまで洗濯に出かけることになる場合もあります．一方で食器洗い機がついている家が多いのは嬉しいことです．

大事な治安状況の確認

　住居予定の際には治安が一番気になるところです．これはある程度は家賃の金額に相関するところはあります．海外では安全はお金で買う意識が必要です．下記サイトなどでどのあたりが危険な地域かを大体は把握できます．

★ **NeighborhoodScout**：地域ごとに犯罪が起きた場所を色分けしている
https://www.neighborhoodscout.com/
　細かい住所ではなく大まかに都市名を入れて，Crime でどの地区の犯罪率が高いかを色分けして表示されます．私の住むルイビルでは，オハイオ川沿い北西の街の中心 Downtown で色が濃く，東側の方で色が薄く安全であることがわかります（図 2）．

★ **SpotCrime**：実際に数週内に起きた犯罪を示す
https://spotcrime.com/
　こちらのサイトでは住居の候補地の周囲でどんな種類の犯罪が起きたかが示されます．ここでは住居予定の周囲の犯罪の種類（銃関係なのか）を確認するのに使えます．これを見ると，安全と思われている地区でも盗難など細かな犯罪は起こっているのですが，地区によって集計期間が異なる（直近 1 週間か 2 週間なのか）ようです．個人的にはそこまで細かく気にはしなくていいと思います．

　ただ海外の場合は，通り一本渡ると途端に危ない地区になるなどが本当にありえます．こうしたサイトはあくまで漠然とした情報を得るのには有効ですが，細かい土地勘までは反映されません．もし日本人が少ない地区に留学するにしても，様々な地区での「日本人掲示板」が web にあったり，SNS 全盛の時代，そこに住んでいた人を探し当てられるようになりま

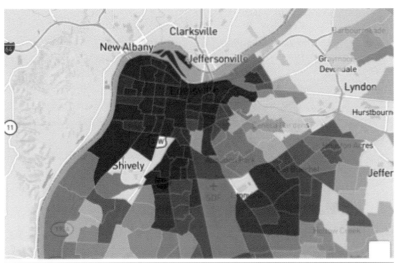

図2　NeighborhoodScout の犯罪率で色分けしたルイビル

[https://www.neighborhoodscout.com/ より引用]

した．やはり**生の情報に勝るものはありません！** もしも今その施設に留学している日本人がいないにしても，過去にその周囲に留学していた方がいるなら，留学前にお会いして情報を伺ってみましょう．子供の学校の情報（☞**第10章**）やアジア系スーパーなど貴重な情報が手に入るチャンスです！

現地到着後の探し方

　まずは，渡米後にベースとなるホテルを日本から予約しましょう．後述する Airbnb を利用するのも面白いと思います．渡米前から現地のクラシファイドサイト（classifieds と留学先地域名を入れて検索すれば見つかります）をチェックしましょう．気に入ったものがあれば，サイトを通して広告主にコンタクトをとり，渡米日や見学日を伝えましょう．実際に見学しお互いが気に入れば，契約は進んでいきます（☞**Situation #7**）．クレジットヒストリーのないわれわれは，特に理由もなく断られる可能性もあります．各個人の成功体験エピソードは他の人にあてはまるとは限りません．こればかりは，運とタイミングが重要なのです．

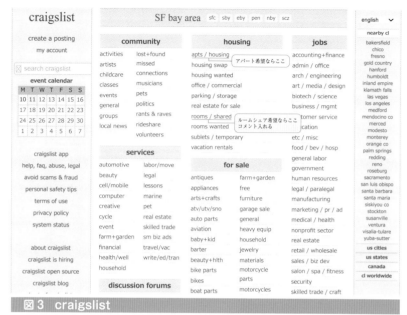

図 3　craigslist

[https://sfbay.craigslist.org/sfc/ より引用]

クラシファイドサイト：英語編 ✈

★ **craigslist**（図 3）

http://www.craigslist.org/about/sites

　craigslist はサンフランシスコの地域情報を交換する目的で開設されたサイトですが，**今や世界規模のクラシファイドサイト**となっています．

　ルームシェアを希望の場合は housing 欄に rooms/shared という項目がありますので，そこから探します．最初は gallary のタブが選択されていて，ずらっと案件が並ぶだけですが，map のタブをクリックして切り替えると地図上に各案件が出ますので，地理的な条件がわかり便利です．気に入った物件があれば，reply から掲載主の電話番号情報と craigslist を介したメールのやりとりができるようになっています．また地図からはわからない外観や，近隣の雰囲気は Google Street View で調べてみましょう．

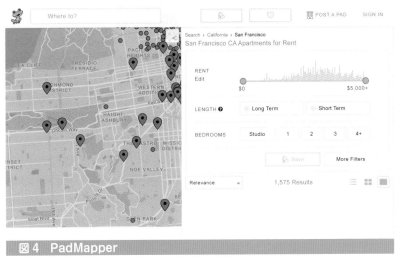

図4　PadMapper

［https://www.padmapper.com/より引用］

　自己紹介と自分の素性，どんな人間か（「きれい好き」とアピールするのに越したことはありません）など，craigslist を通してメールしてみましょう（☞**Situation #8**）．貸し手も早く借り手を見つけたいため掲載していますので，かなりの高確率で返信があるはずです．いつから渡米するか？すぐに見に来るか？　と聞いてきます．どうしても借りたければ，家賃を前払いするような交渉が必要かもしれません．貸し手がちょっとした application form を用意していて，それに各情報を記入し返信することを求めてくることがほとんどです．

★ PadMapper （図4）

https://www.padmapper.com/（アプリもある）

　探している地域を Where to? という欄に入力し，家賃，ベッドルームやバスルーム数などの条件を画面上で設定するだけで，複数のクラシファイドサイトの情報をまとめてフィルターしてくれるアプリです．住居探しツールとして非常に便利で重宝します．自分の条件に合った物件が登録されたときに知らせてくれる get mail alerts 機能もあります．

クラシファイドサイト：日本語編 ✈

★ びびなび

https://www.vivinavi.com/

　代表的な日系クラシファイドサイトです．2023 年 4 月現在，アメリカで 30 以上の地区，その他カナダや欧州の大都市も網羅しています．利用できる人も多いでしょう．日本人のルームメイトや大家さんを探すのにも重宝します．

★ Airbnb

https://www.airbnb.jp/

　世界中の宿泊施設を web 上に掲載しています．主に現地人が余っている部屋，または出かける際に使用しない部屋を貸すのに使っています．非常にきれいな web ページのつくりで，留学に向けた気分も高まること間違いなしです．留学前に都市部内の地域の雰囲気がつかめますし，相場もわかるので便利です．渡米してから部屋探しをする際に，ホテルではなく Airbnb を利用して滞在するのもよいかもしれません．貸し手も旅行者に慣れているでしょうし，物件について現地人の意見を聞くこともできます．なお，現地で実際に貸し手とは会えない可能性もありますので，確認が必要です．

日本からの住居の探し方 ✈

★ 所属施設の寮や物件に入居する

　留学先での立場によっては，寮に入居できる資格があるかもしれません．通常は家賃が低めに設定されており，職場に近いところにありますので，資格があるようでしたら最初に確認すべき物件です．ただし人気が高いことが多く，入居待ちになることもあります．

★ 日系リロケーション会社に頼る

　渡米前に住居契約を日本語で進めることができ，日本円での決済サービスも可能なことがあります．また物件探し以外にも子供の学校探しなどの手配ができる場合もあり，総合的に非常に便利です．米国ではクレジットヒストリーがない個人での契約がむずかしいことがありますが，会社が保

証を行って契約を進めてくれます．個人で手配を進めるよりも費用は当然かかりますが，日本から契約できるというメリットは大きいでしょう．日本人の多い都市などでは有効な方法です．

★ web サイトから連絡して手配する

　住居の契約自体はアパートや不動産のオーナーの理解があれば SSN なしでも手続きはできます．ただ器物破損などに対して保険に入らなくてはならないため，ここで SSN がないと手続きに時間がかかります．大家さんが外国人に理解がある場合は，Zoom や Messenger で会話しながら，保険会社ともスピーカーフォンで繋いでくれて一気に交渉が進みます．その後に契約書の PDF が送られてきて（約 50 ページ！　そのうち 2 ページは害虫について書いてありました），何箇所もサインして，そのまま提出することになりました．時差の都合で日本では夜中の英語のやりとりとなりかなりしんどかったです．幸運なケースだったようです．このアパートにしたのは学校区が理由になります．詳細は**第 10 章**で触れていきます．

　注意すべきは，ここで登録すると後でいろんなメールが来ることです．日本人相手に家を紹介しますよ！　ここに 1,000 ドル振り込んでください！といった詐欺のような業者もいるのでくれぐれもご注意ください．

COLUMN 17
大学の寮に住む

　私は家族で渡米したので，なるべく日本にいるうちに家を決めておきたいと思っていました（渡米してからホテルに数日宿泊し，家を決める先生も多いです）．最初はStanford大学のStudent housingプログラム（学生・ポスドク用の大学借り上げ物件を応募者の優先順位に応じて割り当てていきます）に応募したのですが，待機人数が多く，なかなか順番が回ってきそうにありませんでした．

　そこで現地のクラシファイドサイトを使って個人間でやり取りする賃貸物件を探したのですが，一つ連絡をしてみたら明らかな詐欺物件（自分は遠方にいて内見をさせることはできないが，前金で3,000ドル振り込んだら借りられる，とメールが来ました）でした．後から聞いた話では，同サイトはこの地域でよく使われるが，詐欺も多いので必ず内見してから決めたほうがよいとのことでした．日本からの物件探しは少し慎重にしたほうがよいと感じました．

　私は運よく，渡米2ヵ月前にStanford大学の"Pilot transitional housing for postdoctoral scholar"というプログラムが立ち上がって，渡米後最初の3ヵ月だけStanford大学借り上げのアパートに住めるプログラムの第一号として入れたので，かなり助かりました．そしてその仮住まいに住んでいる間に，こちらで仲よくなった方のつてで物件の大家さんを紹介してもらい，現在住んでいる家に引越しました．

　私の住むベイエリアは，近年深刻な家賃高騰が起きています．私の住んでいる家もこの辺りではかなり安価なところが幸い見つかりましたが，それでも東京の家賃の倍程度はします．大学借り上げの物件だと，もう一段階安価なところもあるようです．

　現在，Stanford大学から自転車で15分くらいのところに住んでいます．車もありますが，この地域は雨が降ることがかなりまれなので，基本的に自転車で移動可能です．流動的ですが，週1〜2回Gladstone研究所のラボにCaltrainという電車で行き，他はStanford大学のラボにいます．研究室では，以前聞いていたように，多くの人が16時か17時くらいには帰ります．私も大体そのくらいに帰宅し，子供と

ご飯を食べて，子供が寝てから夜また少し仕事をしたりしています．
こちらに来た当初は日本での生活に比べるとゆったりし過ぎという気
もしましたが，家族との時間が十分取れるのはこちらに来て良かった
ことの1つだと思います．

（太田峰人）

留学直前から到着直後まで

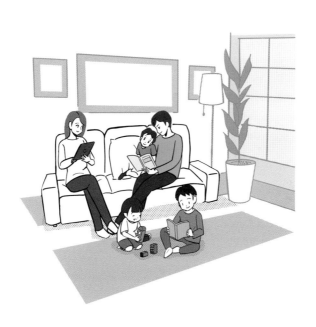

⭐Situation #7 ≫ *Finding and renting housing*

Useful alternative/additional sentences/expressions

部屋の希望を伝える

❶ I'd like a house（an apartment）in a safe area.

❷ We want a two-bedroom house（apartment）.

❸ Does the apartment have a washer and dryer?

❹ I'm looking for a furnished room.

❺ Does the condo have any security system?

家賃などの契約条件

❻ How much is the rent?

❼ How do I pay the rent?

❽ What utilities does the rent include?

❾ How much deposit is required to hold this room?

❿ Is there any system for raising the rent?

⓫ How long does the contract remain in force?

更新や解約について聞く

⓬ How can I inform you of my thoughts about renewing the contract?

⓭ How much advance notice must I give you before the vacating date I want to vacate?

⓮ Is the security deposit refundable?

住居探しでよく使う単語

⓯apartment/⓰house/⓱condominium

⓲studio/⓳in-law apartment

⓴one-bedroom/㉑two-bedroom

㉒washer and dryer（w/d）/㉓stove and refrigerator（stv/frig）/

㉔air conditioning（a/c）

㉕landlord/㉖real estate agency/㉗roomie/Roommate

㉘rent/㉙security deposit/㉚utilities

㉛credit history/㉜pay stub/㉝certificate of employment

便利な言い回し

（左ページの対訳です）

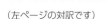 部屋の希望を伝える

① 安全な地域の家を探しています.

② ベッドルーム 2 つの家を探しています.

③ そのアパートには洗濯機や乾燥機はついていますか？

④ 家具つきの部屋を探しています.

⑤ そのコンドミニアムはセキュリティシステムがついていますか？

家賃などの契約条件

⑥ 家賃はいくらですか？

⑦ どのように家賃を支払えばいいのですか？

⑧ 家賃にはどの公共料金が含まれていますか？

⑨ いくらデポジットを払えば，この部屋をおさえておけますか？

⑩ 家賃上昇のシステムはありますか？

⑪ 契約はいつまで続きますか？

更新や解約について聞く

⑫ 契約更新の希望はどのように知らせればよいですか？

⑬ 退去日はどのくらい前にお知らせすべきですか？

⑭ セキュリティデポジットは返ってきますか？

住居探しでよく使う単語

⑮アパート/⑯一軒家/⑰コンドミニアム

⑱一人暮らしの部屋/⑲大家さんの自宅にある独立した部屋

⑳ベッドルーム 1 つ/㉑ベッドルーム 2 つ

㉒洗濯機と乾燥機（略語）/㉓コンロと冷蔵庫（略語）/

㉔エアコン（略語）

㉕大家/㉖不動産屋/㉗ルームメイト/ルームメイト

㉘家賃/㉙セキュリティーデポジット/㉚公共料金

㉛クレジットヒストリー/㉜収入証明/㉝就職証明

★Situation #8 >> *Requesting a housing preview*

メール文例

Simple version

Hello,
I'm interested in your housing.
I'd like to share your house, which is near my workplace.
Is it still available?
Please let me know the status.

Thank you very much,
Taro Ryugaku

More formal version

Dear Housing Owner,

I am writing this with great interest in your housing.
I am a Japanese doctor (M.D.), male, in my early 30s.
I will be joining the Department of Neurological Surgery at the UCSV Parnassus campus.
Although I am scheduled to start from March, I have not yet found housing.
As my work in Mountain View will start from early morning every day, I would very much like to share your house, which is close to Mountain View.
I will be happy to make an advance payment to secure the housing.

I look forward to hearing from you.

Thank you and best regards,
Taro Ryugaku

留学直前から到着直後まで

Useful alternative/additional sentences/expressions

自分の素性やキャラクターを伝える

❶ I'm clean, mature, responsible and a non-smoker.

❷ I like the outdoors and am a bit extroverted, but I don't make noise at night.

色々な確認

❸ If possible, I would appreciate it if you could let me see more photos of the room.

❹ Does email or Skype work well to communicate with you.

❺ I would really like to move into your house around the middle of March.

❻ My flight date to San Jose will be March 19th.

SSN や財政面の証明などの要求に応える

❼ I'm afraid that I have not received a Social Security Number yet.

❽ I have sufficient financial resources to sustain rent for your room, and I have attached certification of balance to this email.

❾ $2,000/mo and security deposit will be OK for me.

広告主からの返事

❿ The apartment is still available.

⓫ When is the earliest you think you can move in?

⓬ The open house will be from 10a.m.–11a.m. tomorrow. If you can make it, please let me know.

⓭ I'm sorry, but the room has already been rented.

⓮ I am looking for someone to move in now.

⓯ Do you want to see the house? Are you here in San Jose?

広告主からの条件

⓰ We will need proof of income（typically some recent pay stubs or an offer letter for a new job）and contact information for a previous land-lord if you're interested in applying.

⓱ Please bring us a copy of your credit report and the application below filled out on Saturday.

⓲ If you want me to hold the room, unfortunately I can't take a loss of one month rent to wait until April.

ほかの便利な言い回し

（左ページの対訳です）

自分の素性やキャラクターを伝える

① 私はきれい好きで，大人で，責任感があり，タバコは吸いません．
② アウトドア好きで外交的です．しかし，夜間にうるさくはしません．

色々な確認

③ 可能であれば，さらに部屋の写真を見せてくれませんか？
④ Email か Skype が連絡をとりやすいです．
⑤ 3月中旬に引っ越したいです．
⑥ サンノゼに行くのは 3/19 です．

SSN や財政面の証明などの要求に応える

⑦ 残念なことに，まだ Social Security Number を受け取っていません．
⑧ あなたの部屋を借りるのに十分な財政的状況ですし，本メールに預金残高の証明書を添付しました．
⑨ 2,000 ドルの家賃とセキュリティデポジットの件は了解しました．

広告主からの返事

⑩ アパートはまだ空いています．
⑪ 早くていつ，引っ越してきますか？
⑫ 明日の午前 10 時から 11 時に見学可能です．都合が合えば，教えてください．
⑬ ごめんなさい，もう部屋は貸してしまいました．
⑭ 今引っ越しする人を探しているんです．
⑮ 内覧したいですか？　サンノゼにいますか？

広告主からの条件

⑯ もしこの物件に興味があれば，収入証明（普通は最近の給与明細または入職の申請書）と以前の大家さんの連絡先が必要です．
⑰ クレジットレポートと申請書を記載して土曜日に持ってきてください．
⑱ この部屋を確保してほしいようですが，残念ながらこちらは 4 月までに 1 ヵ月分家賃を損してしまいます（到着前の期間も，アパート側としては，住んでいるとみなして家賃を払ってほしい状況に対して）．

第10章

子供の学校について

Point!

- 公立校は地区によって決まる．人気の学校は定員超えしているが，直接交渉の余地はある．
- VPN を使って日本から現地のサイトで校区などを確認しておくことが可能．
- 子供に持病などがある場合は，英文の診断書や処方箋を事前に日本でもらっておく必要がある．
- 必要時間：現地のサイトを見て目当ての学校を決めるのに丸1日，手続きで何箇所かへの電話や待機期間が必要．学校の面接や初回登校などの付き添いで半日×2回は必要．子供の事前の日本での通院に半日．現地のホームドクターの登録の通院に半日．
- 必要金額：手続きそのものは公立ならほぼ無料．私立の幼稚園は地区による．

　　学校については，**住所が決まっていないと実際には決められないことも**多いです．とはいえ，子供の学校については早めに家庭内で擦り合わせた方がいい場合もあると思い，渡航前の章に持ってきました．渡航してから現地の学校の手配をする人が多いと思いますが，幸運にも住居が決まったとして，という仮定で読んでいただけると幸いです．

教育制度の確認（米国の場合）

　　まず教育制度ですが，4月から一律に学期が始まる日本と異なり，米国は8月開始のところが多いです．これまた州によって異なります．義務教

育が始まる年齢も，州によって5〜7歳と開きがある上に，学年の区切り日（cut off date）はミズーリ州の8月1日からコネチカット州の1月1日まで様々です．ケンタッキー州の公立学校は8月1日で年度が変わり，2023年では8月9日から新学期が始まりました．このため，誕生日が4〜8月のお子さんは日本と学年のズレが生じることになると思います．例えば，11月生まれの日本での小学2年生が夏から渡航する場合は（7歳），現地の2年生に入ることになります（2年生の間に7→8歳となる）．しかし，5月生まれの小学2年生が夏から渡航する場合は（8歳），すでに8歳とのことで現地の3年生に入ることになります（3年生の間に8→9歳となる）．

　日本では「小学校が6年，中学校が3年」の9年間が義務教育となっていますが，義務教育の期間も各国（米国の場合は各州）で異なります．米国の義務教育は，幼稚園（Kindergarten）年長に相当するその年の8月31日までに満5歳になっている子供からが対象です．多くの学校では「小学校入学＝Kindergarten入園」を意味します．Kindergartenへの申し込みは，子供が9月時点で5歳になる年の1月頃から準備する必要があります．義務教育開始が日本より早いことに注意してください．その後「小学校が5年，中学校が3年，高校が4年」となりますが一部でこの区分けは異なります．義務教育の年限は地域によって異なり，50州のうち，16歳までが30州，17歳までが9州，18歳までが11州となっています．スウェーデンのように高校・大学まで無償の国もあります．渡航先の教育制度をまずは確認しましょう．また，家庭の事情で，子供を残して渡航する場合もあるかもしれませんが，休みの際に現地のサマースクールに入るなど，留学先でもご家庭と触れ合える様々な方法を探すといいかもしれません．

事前の情報収集

　一般的な情報は各国のwebサイトから見ることはできます．学区の細かい情報など，現地からのアクセスでないと見られないサイトもありますが，日本からもVPN[注1)]をダウンロードして見ることも可能です．とはいえ，やはり生の情報に勝るものはありません．現地の日本人掲示板や，か

注1) VPN：Virtual Private Network 仮想専用回線の意味：日本から海外の一部サイトを見るときに必要になることがある．第三者の通信の妨害を防ぐ．タブレットにも契約してサービスを入れることが可能．

つて子連れでその地域に住んでいた人がいれば，全力でそのツテを辿るほうが精度の高い情報が得られるでしょう．現代では，個人情報などのセキュリティに注意しながら，Social Media などで繋がることもできるでしょう．同じ学区内でも，日本人慣れしている小学校とそうでない小学校があったりします．

校区で決まる引越し先

第9章の「住居の決め方」にも関わります．子供のいる家庭の場合は，安全面もさることながら，日本人学校がある地域や，日本人をこれまで受け入れてきた公立校がある地域が，引越し先として優先順位が上がることになると思います．子供を公立校に入れる場合は，まずは渡航先の都市の校区を把握して住居を設定しましょう．意外と地図では離れている地区が同じ校区だったりするので，住居から遠くの学校に行かなくてはならないこともあります．続いて，その校区の web ページを見て，校区中の学校リストを把握します．住所が決まったら，そこから学校の希望順をつけて web ベースで申し込みをします．このときに現地の連絡先（米国なら10桁の電話番号）が必要になります．数日で割り当て先の学校が決まり，7〜10日以内に学校に行って面談する必要があります．

私の失敗談を2つ．幸い早めに住所は決まったので，この手続きを渡航前に早めに進めたら，「XX 学校に決まったのに7日以内に現れなかったから取り消し」になってしまい，再度登録の必要がありました．ただ，現地では子供の教育は重要な案件なので，皆さん熱心に対応してくれます．基本的に米国では，教師不足が問題になるくらいなので，どの学校も定員ギリギリです．幼稚園探しはもっと苦労します．翌年の8月からの入学は，その前の11月には希望を締め切ります．

もう一つの失敗談は，この学校登録の時点で，米国で使える携帯電話をまだ手に入れてなかったので，職場を連絡先にしていたことです．あるとき，上司から「君のお子さんが YY 学校に決まったと電話がきたよ」と言われました．上司に直接連絡が行ったようで，申し訳なかったです．結局は子供の渡航の直前にならないと学校は決められないことが多いようです．

不安が生じたら

　実際に学校が決まり，面談を経て通学が始まります．学区内であれど家から遠い学校を割り当てられたり，どうしても学校に子供が馴染めない場合もあるでしょう．とにかく何でも学校に言うことが大事です．遠いから学校を変えるといったことも言えます．転校はネガティブな印象を与えません．何も言わないと，何も不満がないと勝手にみなされてしまいます．逆に何かアクションを起こせば，学校としても不登校を出すと上層部からnegative な評価をされてしまうため，かなり真摯に対応してくれます．カウンセラーの相談なども日本より充実していると思います．

　編入当初にストレスを抱えない子供はいません．また，ストレスに対して文句を言ったりお酒を飲んで発散できる大人と異なり，**子供の場合は発熱・腹痛といった体調の変化として出ることが多い**です．注意してみてあげてください．

子供の学校に必要な書類

　現地の学校に登録する場合は，麻疹などのワクチンをすでに打っている証明などが必要になります（☞第4章）．これは州や自治体ごとに異なるので，渡航先に応じて確認してください．基本的には「各自で現地のフォーマットに準じて書いて，（日本の）小児科医にサインしてもらう」で対応可能です．このときにサインなしのも作っておきます．下記の Home Doctorにそのまま書いてもらうのに流用できます．ここまで準備しても，予定している学校から「フォーマットが変わった」「うちの学校ではこちらの書類に記載してほしい」などと告げられることもあります．

　またアレルギーがあるなど，持病がある子供の場合は，日本の医師に英語の紹介文を書いてもらうことが必要です．この内容に「実際に使う薬（英語名）と1回使用量」を書いてもらうとよいです．緊急性が高かったり，常用している薬なら，留学の直前に処方してもらい，一部を学校や幼稚園に預けておく必要があります．

　また，義務教育の場合はとにかく通学させることを優先してくれるのですが，**後で Home Doctor の登録も必要になります．**幼稚園では早めに求められます．ただ，これにはまず保険会社に登録する必要があります．海外では受診料が高いためです．J–1 ビザ保持者の職場の保険が家族もカ

バーしているのか確認しましょう．個人で入らなくてはいけない場合も，実際に契約しても保険会社のカードが届くのには時間がかかるため，「何月何日からの受診ならカバーしてくれるか」を確認して受診した方がいいでしょう．

COLUMN 18
スクールバスについて

　米国映画で見かける，黄色いバスに乗って小学生たちが通う光景．映画『フォレスト・ガンプ』では印象的なシーンでした．実際は中学生も高校生もこのバスを使っています．誰が見てもわかるように，米国では基本的に州が違ってもスクールバスの形は概ね統一されています．このスクールバスの運営は，学区が行うこともあれば，民間業者に委託している場合もあるようです．乗務員の状況によっては，いきなりルートが異なったりする日も出てきます．そうした際は保護者にテキストメッセージが届きます．

　バスのルートは治安面を考慮して，かなり自宅近くに乗り場・降り場が設定されます．そこまで保護者と来ることが必要です．さて，都合よく学期の初めから子供が通学できればいいのですが，日本と海外で年度の切り替わりが異なるために，途中から編入すると，「ルートの変更」ということになるので，学校まで近い家なのにかなり早い時間に pick up 場所に来るように指定されたり，帰りも後回しに設定されたりしてしまいます．スクールバスを使わない場合は，学校の指定された場所まで車で送ることになります．8：30 など決まった時間になると，学校の前には乗用車が列を作ります．校舎の入り口のすぐ前で複数の先生たちが用意していて，子供をどんどん校舎に入れていく形です．学校での銃乱射事件などもある米国では，治安優先で物事が考えられています．

（永田向生）

第11章

携帯電話について

Point!

- 米国の携帯番号は **10桁**．**これがないとできない手続きもある．**
- 日本からも **SIMカードを購入でき**，番号自体は手に入れられる．
- 現地でプリペイド携帯の購入も可能．時間はさほどかからない．
- 必要時間：現地の携帯購入は **2時間程度**．日本での米国用の **SIMカード購入は数日かかる**．
- 必要金額：月額 **5ドルから60ドル**といったプランがある＋機種代

　米国での生活を立ち上げるうえで，個人情報として Social Security Number（SNS），住所に加えて電話番号の記載を求められることが非常に多くあります．米国の電話番号は，固定番号も携帯番号も同じ10桁のフォーマットです．渡米後のセットアップの中で，**web入力で日本の携帯電話の番号を入力しようとすると，桁数が合わないため，登録が完了できず契約に至らない**，ということもよくあります．

米国の携帯電話料金システム　

　プリペイド契約とポストペイド契約がありますが，**米国での携帯電話使用状況がわからないうちは，プリペイド契約にしておくのが追加請求されないので安心**でしょう．米国にも電話番号移行のサービスはありますので，同じ携帯番号で後から切り替えることも可能です．ポストペイドは2年契約の場合が多いようです．料金は通話料，テキストメッセージ料，パケット通信料と税金です．通話やテキストは受信側にも課金されるので注意が必要です．

　　海外携帯電話をレンタルしてくれるサービスもあります．このサービスのよいところは，渡米前に電話番号の入手が可能なこと，現地での契約が不要であること，空港に着いてすぐに使用できることでしょう．

　　短期留学であれば，日本の携帯電話会社の海外使用パックなどで対応可能と思われますが，上記のとおり，電話番号の桁数で不都合が生じる場合もあります．

　　携帯の購買・契約で必要になるであろう会話を挙げておきます（☞ **Situation #9**）．

SIM カードを購入する

　　日本国内からも米国で使える SIM カードを購入することが可能です．2023 年現在，ハナセル，アメスマ，LINEMO などの会社が提供しています．日本からでも，渡航先の大体の住所が決まっていれば購入可能です．米国の場合は州や地域ごとに最初の 3 桁が決まっているので（ケンタッキー州では 502 から，など）地域が決まれば申請できて，数営業日で届きます．現地で購入するよりも早く手に入って，入職にあたって「連絡先電話番号を記載せよ」との様々な web 手続きで使えるでしょう．

　　かつては，日本の携帯電話大手会社から携帯電話を購入した場合は，SIM ロックというものがかかっていました．2021 年 8 月に改正された「移動端末設備の円滑な流通・利用の確保に関するガイドライン」で，2021 年 10 月 1 日以降に新しく販売されるスマホに SIM ロックを設定することが禁止されました．これにより，販売時に SIM ロックの設定がされていないので，他の SIM カードを利用できたりと，選択肢が増えました．新しい携帯電話なら問題ないでしょうが，法改正前のスマホをお持ちの方も，必要に応じて SIM ロックの解除が可能です．お持ちの携帯電話が分割支払いか否かなどでも損得が変わってくるので，各自ご確認ください．

　　このため米国以外へ渡航するにも，現地の携帯電話そのものを買うのでなく慣れたスマホを使うため SIM カードだけ購入することも可能です．LINE などの履歴は基本的に端末由来なので残ります．英国の事情は注 1)をご参照ください．

コミュニケーションツール

　仕事で一番使用頻度の高いコミュニケーションツールはもちろん Email ですが，米国では日常，テキストメッセージを使用することが意外に多いです．もちろん若い年齢層は，WhatsApp，WeChat，Viber などのアプリケーションをコミュニケーション手段として使っています[注2]．あらかじめアプリを取得し，携帯電話にダウンロードしておくと連絡先が交換しやすいでしょう．

注1）イギリスで携帯電話を利用するには？　SIM カードや通信会社の選び方（https://www.london-ryugaku.com/column/telephone-sim/）［2023 年 4 月閲覧］

注2）以下に代表的なメッセンジャーアプリケーションを挙げる．個人的な感想を言うと，スタンプ機能の充実ぶりは LINE が一番である．
　・WhatsApp：欧米でシェアの高いツール．20 億人が使用．もともと少額の有料アプリであったが，送受信時にコストがかかるテキストメッセージでのコミュニケーションが盛んだった欧米では，その代替となりえた．かつては経年的に利用すると有料であったが，2023 年現在は 2 年目以降とも無料である．Facebook に 2014 年 10 月に買収されているが，独立した事業として残っている．
　・WeChat：中国系スタートアップ．10 億人が使用．中国系米国人もよく使用している．中国大陸版と国際版があり，中国大陸版を「微信（Weixin）」，国際版を「WeChat」と呼ぶ．中国国外からダウンロードしようとすると WeChat が表示され，中国からダウンロードすると微信（Weixin）が表示される．
　・Viber：元はイスラエルを拠点とした本社をキプロスにおく会社であった．かつてはインターネット電話に主軸を置いたサービスを展開していた．世界で 10 億人が使用．2014 年に楽天が買収した．

Situation #9 ≫ *Contracting a mobile phone*

Useful alternative/additional sentences/expressions

携帯電話を買いたい

1. I'd like to buy a cellular phone.
2. Can I apply for a mobile phone here?

料金システムを聞く

3. I want one with your most inexpensive company.
4. I'm looking for a prepaid cellular phone.
5. How much is the basic monthly service charge?
6. Could you please let me know the difference of systems between them?

サービスの確認

7. I'd like to have a voicemail service.
8. Do you have any kind of system with designated areas where I can save money?
9. Is there any time of day when it is cheapest to call Japan?

テキストメッセージについて

10. Can I send text messages with this cell phone?
11. What is the charge system for text messaging?

請求について

12. Could you please send the bill to this address?
13. I'll pay my bill by credit card.

便利な言い回し

（左ページの対訳です）

携帯電話を買いたい

① 携帯電話を買いたいです.
② 携帯電話の申し込みはここでできますか？

料金システムを聞く

③ 一番安い会社のものが欲しいです.
④ プリペイド式の携帯電話を探しています.
⑤ 基本料金はいくらですか？
⑥ これらの料金システムの違いを教えてください.

サービスの確認

⑦ 留守番電話機能が欲しいです.
⑧ 特定地域の料金を安く設定できるシステムはありますか？
⑨ 日本に電話するときに安くなる時間帯はありますか？

テキストメッセージについて

⑩ テキストメッセージは送ることができますか？
⑪ テキストメッセージの課金のシステムはどうなっていますか？

請求について

⑫ この住所に請求書を送ってくれますか？
⑬ クレジットカードで支払うつもりです.

第12章

荷造りから渡航日まで

Point!

- ・転居関係・保険関係・公共料金関係は1ヵ月前頃から早めに動く.
- ・送る荷物と肌身離さない荷物をしっかり区別しておく！
- ・米国の場合は, ビザを使っての渡航なら ESTA は不要. カナダなら eTA, 欧州なら ETIAS が必要か確認する.
- ・必要時間：数日
- ・必要金額：引越し代金・交通費（数万円から数十万円）. 自分の車を中古車として販売する場合は臨時収入となる.

　誰も日本での家具や生活用品をすべて米国に運ぶことはできないでしょう. 米国に送るもの, 日本に残すもの, そして捨てるものを仕分ける必要があります. また米国に持っていくものには, 郵送するもの（船便, 航空便）と自分が渡米日に持参するもの（機内持ち込み手荷物, 預け荷物）があります. 荷物の大きさや重さ以外にも, 重要度（郵送時になくなる, 壊れるなどのリスクもあります）や渡米後にすぐ使用するかどうかでプランを練りましょう.

引越し

★ 現地に送るもの

　引越し業者が各種海外引越しプランを用意しています. 航空便と船便があり, 航空便は到着が早いですが, 壊れ物を郵送するにはリスクがあります. ダンボールなどの梱包資材は業者が用意してくれます. 関税を徴収されるかどうかについて, 書類審査を通るため, 荷物の内容とその値段のリストを記載しなければなりません. 書き漏れがないように, **荷造りしなが**

らメモを取り，最後にリストを作成しましょう．季節によって，必要と
なってくる防寒具などはダンボールに詰めておき，時期がきたら家族など
に郵送してもらうのも一案でしょう．

　現地での住居が決まっている場合は，備えつけの家具を渡米前に確認し
ます．この場合，住所がわかっているので航空便や船便で荷物をみずから
郵送することが可能です．渡米後に住居を決める場合は，自分だけでは郵
送の準備を完遂できません．必要なものは全部渡米後に購入するか，また
は日本にいる家族などに住所が決まった後に郵送してもらいましょう．い
つ住居が見つかるかわからないので，なるべく身軽な状態で渡米すべきだ
と思います．

　現地ですぐに使う必要のあるものは，送ってはいけません． ロストバ
ゲージの可能性も考えて，預けるスーツケースにも入れないほうがよいで
しょう．これらは機内持ち込みの手荷物に入れるべきです．

日本に置いておくもの

　実家などにスペースがあれば，預かってもらうのが便利ですね．なけれ
ば貸し倉庫に入れておきましょう．**引越しの際に使用するであろう掃除用
具は，最後まで残しておくことです．** そうでないと，掃除機なしで部屋を
掃除することになりますので．

　このように実家・持ち家暮らしなどでなく引越しする場合，渡航直前に
は寝るための布団もなくなります．実際の渡航日までのホテルを確保する
必要もあります．また自身が先に渡航して，数週間遅れて家族が渡航する
場合も，一連のスケジュールを擦り合わせておきましょう．

家具について

　現地にいる日本人の異動時期と重なると，ムービングセールで安く譲っ
てもらえることもあります．現地のコミュニティやクラシファイドサイト
を利用して，賢く家具や生活必需品を揃えましょう．住居が決まっている
場合は，日本にいるときからサイトをチェックし，広告主にコンタクトを
とるとよいでしょう．

退職日について

いよいよ具体的な日程について，職場と事前に打ち合わせをしておきましょう．臨床現場の先生方は，患者さんの引き継ぎなどもあると思います．現場や上司との打ち合わせだけでなく，給与係など事務方とも事前に擦り合わせておいたほうがいいでしょう．郵便物の扱い，退職月の給与の動向など，また家庭がある場合の保険についてなど，**第7章**を再確認してください．

到着直後の保険について

職場が保険を斡旋してくれる場合も，基本的には勤務初日からの加入ということになると思います．留学の場合は，基本的には現地の勤務開始日の数日前に到着すると思いますが，その間のセットアップの時期に病気や怪我をした場合に備える必要があります．一般的な旅行保険でも対応できるはずですので，加入を検討しましょう．または自分が持っているクレジットカードなどの保険の条件をいま一度確認しましょう．

もう一度戸籍謄本の取得を検討する

家族で渡航する場合に，現地の大使館や領事館で各種証明書を発行する際に必要になることがあります．また後述するJ-2ビザでもSSNを入手しようとしたりするときには必要なようです．このときに原本が3ヵ月以内発行のものを求められます．大使館での手続きにも使う戸籍謄本ですが，すでに数ヵ月経っているはずです．家族で渡航する場合は，渡航の直前に念の為準備しておいたほうが安心です．英訳は大使館に提出したときのものの日付を変えればOKのはずです．

到着直後のホテル・レンタカーの手配：その1

日本にいながらうまく住居を手配できた場合も，到着当日は家具もないことでしょう．また電気・ガスのセットアップは基本的に到着してからになります．やはり到着直後に数日宿泊する施設を確保しておくことになります．渡航して住居を探す場合は，外食に頼らなくてもいいような滞在タイプもよいと思います．Airbnbなども利用できます（☞**第9章**）．こちらは普段の旅行と同様に色々なサイトから対応できるでしょう．一時的な宿

泊先は，入国審査やレンタカーの手配のときなどでも聞かれることになりますので控えておきましょう．

　米国でも大都市（ニューヨークやシカゴ）でない場合は，空港に公共交通機関がバス以外通っていないことがあります．バスも地域によっては子連れでは不安なこともあるでしょう．やはりその際は，車社会の米国なので空港からレンタカーでの移動が前提になることがあります．事前にレンタカーを手配しましょう．レンタカーは家具など購入する際に，運搬にも使えます．比較的大きいものがお勧めです．

　くれぐれも到着日の時差にご注意を！　私はミラノ滞在のときに到着日を1日間違えて，夜にホテルの予約が取れていなくて途方に暮れたことがあります．

医学書について

　医学書は大きく重いため，どうしても現物で所有しておきたいもの以外は，電子書籍で持っていくことをお勧めします．日本の医療系出版社も電子化の流れを受け，これから積極的に電子書籍・電子ジャーナルの配信を行っていくことになるでしょう[注1]．電子書籍の OCR 機能は文字の検索もできるので便利です．iPad や Kindle など，どの端末リーダーで医学書を読むか検討しておくとよいでしょう．

空港への移動手段（家族・荷物）

　多くの場合は，日本からの出国には羽田/成田または関西国際空港を使うことになるでしょう．一気に家族と引っ越す場合は荷物も膨大になると思われます．こうした空港では事前に荷物を送れるサービスもありますので活用しましょう．住んでいる地域によっては国際空港の近くで前泊も必要になるかもしれません．宿泊施設の確保も必要です．

　小さいお子さんを連れて行く場合は，ベビーカーを押しながらトランクを引きずり公共交通機関を利用するより，定額タクシーのほうがはるかに楽で費用対効果もあるかもしれません．事前に申し込んでおきましょう．荷物として意外と重要なのはチャイルドシートでした．タクシーでも使え

注1) 日本の医学系専門書出版社4社ならびに医学専門情報管理団体1団体が「医書.jp」を設立．2016年春よりサービス開始（https://store.isho.jp/）［2023年4月閲覧］

ますし，私の場合は，現地の空港からすぐにレンタカーを借りて都心部へ移動する必要があったため，子供を乗せられるように大きくないタイプのチャイルドシートを荷物として持参しました．多くの地域で法律でチャイルドシートの使用が定められています．もちろんレンタカーオフィスで借りることも可能ですが，その分 1 日ごとに費用が発生してしまいます．チャイルドシートを持っていかない場合でも家がすでに決まっている場合は，Amazon など現地通販サイトを利用して家に届くようにしておけばこの費用を節約できます．

出発当日

　最も大事なことは，**入国審査に必要な書類を機内持ち込みの手荷物に入れることです**．パスポートと DS-2019 はもちろんですが，入国審査に備えて留学先からの受け入れ許可証などをプリントアウトしておくとスムーズでしょう．米国の場合，ビザを使って渡航する場合は，米国旅行で必要な ESTA（電子渡航認証システム）は不要です．

　最終チェックリストを下に列記します．

★ 渡航前チェックリスト
□住所変更/転居サービス （☞第 7 章）
□海外転出届 （☞第 7 章）
□国際運転免許証 （☞第 7 章）
□各所属学会の手続き （☞第 7 章）
□銀行口座開設 （必要であれば☞第 8 章）
□国内口座からの外国送金口座設定 （必要であれば☞第 8 章）
□渡米後すぐの宿泊施設 （ホテルか Airbnb ？）（☞第 9 章）
□携帯電話契約 （☞第 11 章）
□海外引越し業者依頼 （☞本章）

★ 渡航日チェックリスト （書類名は米国に準じています）
□パスポート：肌身離さず
　　（□ビザが貼ってあるまたは ESTA を用いた渡航である）
□DS-2019：手荷物として機内持ち込み，パスポートの次に各種手続きに重要

□**留学先の受け入れ許可証**：プリントアウトして手荷物として機内持ち込み．入国審査で必要になりうる

□**国際運転免許証**：あれば手荷物として機内持ち込み

□**現金**：ドルやユーロで手荷物として機内持ち込み

（□**ワクチン関連書類**：COVID-19 に関連したもの，手荷物．また子供や自身の予防接種歴なども手荷物の重要書類としてまとめておく）

□**各種充電器**：手荷物として機内持ち込み

□**変圧器**：渡航先に合わせて用意．現地でロストバゲージになって携帯電話やパソコンが充電できなくならないように，手荷物が無難

□**日本のお土産**：預け荷物．かさばらないものがよい

□**日本の名刺**：現地で購入できるものではないので意外と困る

（□**スキャナー**：渡航後早期からあると便利だった）

□**スーツ**：預け荷物

□**白衣**：支給されるかどうかわからないので必要なら数着持参．預け荷物

□**子供用品**：家族と渡航するなら，機内で子供が退屈しないグッズを用意

★ **渡航直後チェックリスト**

□**I-94**：到着後 1 日ほどしたら印刷可能か確認する

（□**I-20**：到着後職場と擦り合わせて作成していくことになる書類）

（□**I-9**：移民局への届出に必要なことがある；☞**第 13 章**）

無事出国審査がすむと，飛行機の出発を待つことになると思います．きっとこれまでの苦労を思い出していることでしょう．

まずはここまでの準備お疲れ様でした！

だけれども，ほとんどの場合はここからの数日間こそが，慣れない現地の言葉での交渉や，初めての手続きの連続ですので，大変な日々になると思います．体調管理はしっかりしましょう．そう，直前期に一番大事なのは体調管理です．2023 年現在は航空会社によっては，発熱などの COVID-19 を疑う症状があると搭乗できない場合もあります（☞**第 4 章後半**）．

無事に入国審査がすむと，しばらく時間を経て，米国の場合では出入国記録である I-94 が反映されることになります（☞**第 13 章**）．

第**13**章

渡航直後のセットアップ

Point!

- ・住居や車が決まるまでは，ホテル住まい・レンタカー生活が必要になる．
- ・SSN は申請してから 2〜3 週かかって郵送されるが，外国は郵送システムもいい加減であることを理解しておく．
- ・その他様々な郵便物は自分の居住証明に使える（運転免許取得時など）ので，生活が落ち着くまで保管しておく．
- ・必要時間：SSN 申請や移民局関係は半日．1 日に進められる手続きは 2〜3 個．
- ・必要金額：宿泊費 100〜300 ドル/日，レンタカーは 50〜100 ドル/日．これより安くしようとすると安全上の問題が生じることがある．

　まずは到着お疲れ様でした！ 職場で勤務が始まるまで何日あるでしょうか？ 大事なセットアップの期間を効率的に過ごしていきましょう．すでに前の章で述べたものもあるので，対応する箇所をまとめながら，進めていきます．

到着直後のホテル・レンタカーの手配：その 2

　第 12 章の続きです．

　初日はホテルや Airbnb で確保した宿泊先になると思います．都市部なら公共交通機関で移動になるでしょうが，車社会米国や，欧州の比較的田舎のほうでは空港からレンタカーでの移動が前提になることがあります．事前にレンタカーを手配できたでしょうか．子供の移動の場合はチャイル

ドシートの使用が法律で決まっていますので，必要に応じてレンタルしましょう．セットアップの時間のかかり方によっては，宿泊費 100〜300 ドル/日，レンタカーは 50〜100 ドル/日といった費用がどんどん増していきます．

I-94 の印刷

　米国の場合は到着して概ね 1 日が過ぎると，I-94[注1]が印刷できるようになります．配偶者のも含めて印刷できる機会があるなら印刷しましょう．ホテルなどで印刷することになると思います．私の場合は，到着後に留学生を面接するオフィスを訪問する機会があり，そこでそのまま I-94 をチェックされました．幸運にも担当者が印刷してくれるというので，図々しくもそのまま妻のも印刷してもらいました．到着直後は家にプリンタをまだ買っていなかったので助かりました．

　子供の分はまず必要になることはないでしょう．

勤務先への届出（移民局）

　ビザの種類によっては自身で行う場合と，職場が対応してくれる場合があります．米国の場合，到着後 10 日以内に対応する必要があります．I-9，I-20 を必要とする場合は，「従業員就労資格確認書」といった書類をダウンロードして職場と調整する必要があります．

　J-1 ビザの場合は，基本的には就労ビザではないため，移民局ではなく米国国務省が管轄しています．J-1 ビザのスポンサーは研修・インターンシップ先企業ではなく国務省が認可した NPO 団体ということになっていて，J-1 ビザ保持者はその団体から派遣先企業での研修・インターンシップが許可されています．J-1 ビザだった私の場合は，勤務開始の前に，大学関連施設での仕事なので国際交流センターに新住所を届け出ました．

銀行口座の開設

　こちらの詳細は**第 8 章**で確認してください．ポイントとして，

注 1）I-94 はペーパーレス化した米国出入国記録．SSN などに必要，サイトから most recent I-94 を取得できる（https://i94.cbp.dhs.gov/I94/#/home）［2023 年 4 月閲覧］

- ●SSNがあれば確実だが，なくても開設自体は可能．
- ●家族（配偶者）と連名で作ったほうがいい．
- ●連名にするには夫婦ともに銀行に行く必要がある．
- ●口座と連動したデビットカードが早期に作れる．

が挙げられます．これはJ-2ビザで配偶者も渡航する場合，後述する運転免許の申請などで「住所を示すために直近30日以内の日付の入った郵便物」が必要になるためです．この目的に使えるのは家の書類や電気・ガスの請求書などもありますが，1ヵ月後に請求されることが多いです．銀行からの郵便は口座開設後すぐに届くものがあるので，早期にこうした郵便物を手に入れられます．

　何かと出費の多い留学開始直後ですが，日本からのクレジットカードだと手数料も馬鹿にならないです．また，レートの変動によって大いに影響を受けます．口座を開設したら，日本の銀行からの海外送金や，アプリを使ってレートの良いタイミングで送金して，あとは現地の通貨で決済をしていくほうが，出費が少なくすむでしょう．

自動車の購入：その1

　レンタカーでないと移動もままならない地域に住んでいる場合は，早めに手続きを進めないと，レンタカー代がどんどん嵩んでいきます．戦争や米中対立の影響で世界中で半導体を巡る覇権争いが生じて，いわゆる半導体不足が続いています．この影響によって各国で新車の製造が遅延しており，入荷が半年待ちなどはザラです．また新車だけでなく，地域によっては中古車市場も値段が高騰するだけでなく，中古車そのものもないという事態になっています．購入の手続きで何度か販売店に通うことになると思いますが，目ぼしい車の仮押さえや車両保険の見積もりといった作業は，早めに進めてください．

　渡航直後は現地の運転免許やSSNもないので，パスポートと国際運転免許証で押し切らないといけません．また米国の場合に限らず万国共通ですが，保険に入っていないと公道で車を運転することができません．理解があるディーラーや中古車販売会社で進めていくことが購入の近道です．実際の購入の詳細は**第14章**の前半をご参照ください．

引越し後の水道・ガス・インターネットの手配

幸運にも日本から住居が手配できていたら，大家さんとアポを取って引越しを進めます．住居探しが渡航後の場合は，**第9章**をもとに不動産屋さんと家・アパートの契約を急ぎます．日本のようにふらりと不動産屋に行くと不審者になってしまうのが外国です．アポイントを取りましょう．

実際に入居したら，水回りや電気・ガスを確認します．ガスの元栓や電気の立ち上げをやっていきます．水道・電気・ガス代の振込先の手続きを進めなくてはいけません．アパートの場合は，水道はアパートが契約していて，後で請求が来ることが多いようです．電力自由化で，自分で会社を選ぶ地域もあるかもしれません．現地の人は電話で手続きできるのですが，この時点でSSNもなく現地のクレジットヒストリーもないことから，外国人は基本的に苦労します．私の場合は大家さんに手伝ってもらったのですが，直接会社の窓口に家の契約書を持って行く必要があると告げられました……．ルイビルのLG&Eという電気・ガスの会社のカスタマーセンターは，街でも危険なダウンタウンに位置しています．電気・ガス代の支払いが滞ったりした人たちが列を作っていました．私と私の後ろに並んだ老夫婦以外は，どう見てもカタギの人間に見えない人たちが並んでいたのが，なかなかの恐怖体験でした．窓口自体は防弾ガラス越しですし，当然警官も見張ってくれているのですが……．無事に手続きが終われば，1ヵ月後には請求書が届くようになります．請求番号を手に入れると，翌月からネットで登録して自動引き落としも可能です．初期開設には100ドルなど手数料が取られます．

さて，電気・ガス・水道に次ぐ現代の重要なインフラはインターネットです．アパートの場合は契約先が決まっていて，借家も大概は不動産屋が勧めてくれるようです．電話ガイドなどに則り，手続きを進めます．連絡先を登録する必要があり，やはりこの時点では現地の電話番号が必要になります．注意すべきは1年後などに勝手に（？）サービスが値上がりすることがあることです．よく請求書を確認しましょう．契約書は書いてある（こともある）らしいのですが，このとき他の会社に乗り換えるか，現在契約をしている会社に「値段が高くなったから，他の会社に変えようと思う」と連絡すると，値段を下げてくれることもあるようです．

外国はなんでも主張したもの勝ちなんですね．

SSN をゲットする

ここでは J-1 ビザについて触れます．

まず，Social Security Number and Card SSA のホームページ[注2)]で申し込みをすることになります．

これ自体は日本にいながらもできます．30 分ほどかかります．予約番号出てくるので PDF にしておきましょう．登録の際に，出生の都市を聞かれます．私の場合は，都市で言うと Kurume なのですが，DS-2019 が Fukuoka になっていて，この書類との離齬があるのが嫌だったので，Fukuoka としました．嘘はついてないのですが……．

現地に到着後，Social Security オフィスに行くことになります．コロナ禍の間は，事務所そのものの予約が必要な場合もあったようです．郊外のほうが空いていますが，勤務する施設によっては指定した Social Security オフィスに行くように指示されることもあります．最寄りのオフィス自体は検索できます[注3)]．

当日に持って行くものですが，これは場所にもよるのですが，写真付きの ID をもう 1 つと言われて国際運転免許証を持っていきました．
- パスポート/ビザ（原本）
- DS-2019（原本）
- I-94
- 雇用先からの受け入れのレター
- 国際運転免許証・日本の運転免許証（写真付きの ID としてオプションです）

を使うことになります．DS-2019 に記載している研修開始日以降に，ビザステータスをアクティブにするスポンサー団体も多いため，研修開始日以降でないと SSN 申請ができないこともありますが，事務所に行って申請すること自体はできます．

注 2)　SSN 申請（https://www.ssa.gov/ssnumber/）［2023 年 4 月閲覧］
注 3)　SSA オフィス検索（https://www.ssa.gov/locator/?）［2023 年 6 月閲覧］．？部に居住地の ZIP コードを打ち込めば見れます．

　家族で留学している場合は，後述する SSN 不許可証明書を同時に取るために一緒に行ったほうがいいと思います．面接含めて 1 時間以上はかかるので，小さな子供連れでは退屈凌ぎのおもちゃなどが必要になります．

　申請が無事に終わると，2〜3 週間して封筒が届きます．驚くほどシンプルな紙切れです．番号を大切に控えましょう．基本的に原本は自宅に置いておくものですが，運転免許の申請などには原本が必要になります．

J-2 ビザと SSN を理解する

　基本的に J-2 ビザでは就労ができないので，SSN は取ることができません．Social Security オフィスにあなた（J-1 ビザ保持者）が申請に行った際には，配偶者が J-2 ビザの場合も一緒に行って，SSN 不許可証明書（Form SSA-L676），つまり SSN が取れないことを証明する書類を同時に申請したほうがいいでしょう．これは運転免許の申請など様々な面で必要になります（☞**第 14 章**）．J-2 ビザ保持者が単独で行っても，手続きが難しい場合があるので，やはり一緒に行くことを勧めます．小さな子供も一緒の場合は，家に残しておくわけにはいかないので，やはり連れて行かないといけないのが大変なところです．

　さて，SSN 不許可証明書ですが，正式には Social Security Card or Ineligibility letter from Social Security Administration と言います．基本的はその場で作ってくれます．Form SSA-L676 という暗号が右下に入っていれば OK です．これは Social Security Administration 内で公になっている書式の型番です．その場でもらえます．下記に必要書類を示します．

- パスポート/ビザ（原本）
- DS-2019（原本）
- I-94
- J-1 ビザ保持者と家族関係を証明するもの（戸籍謄本原本とその英訳を持って行きました）
- 国際運転免許証・日本の運転免許証（写真付きの ID としてオプションです）

　この「SSN 不許可証明書」は運転免許の申請などで使います．大切に保管しましょう．

　ところで，J-2 ビザ保持者も SSN を申請する方法があるようです．J-2 ビザ保持者が SSN を取るメリットは，運転免許申請が楽になる，子供の学校のボランティア（行事の付き添い）などの登録に SSN の申請が必要になるので対応できる，などがあります．

　このときに「3 ヵ月以内発行の戸籍謄本原本とその英訳」が必要になります．結婚証明です．ない場合は近くの日本領事館に依頼することになります．

　ハーバード大学の J-2 ビザ保持者に関する声明[注4]からまとめますと，

- I-765（直筆サイン必要！）
- J-1 と J-2 の I-94
- J-1 と J-2 のパスポート・ビザ・DS-2019 のコピー
- 小切手（410 ドル；今後値上がりする可能性あり）
- US パスポートサイズの写真 2 枚
- 申請理由を書いた written statement
- 結婚証明書

といった書類を用意しておく必要があります．小切手も申請者（J-2 ビザ保持者）の名前のほうがいいので，銀行口座を連名にしていたほうがいい（☞**第 8 章**）といった次第です．

税金関連

　米国に関してですが，これ自体は直後ではなく，年末に行うことになります．専門家に依頼するか，自身でオンラインまたは書類の郵送で対応します．州政府がオンラインを推奨しています．日本では年末調整と大仰な名前ですが，米国は tax return となんともわかりやすい名前です．J-1 ビザ保持者は，最初の 2 年間が非居住者という扱いのため，社会保障税と高齢者医療保険税の一部が免税になります．米国の所得税は連邦税（約 14％）と州税（州によって異なる）があります．そのほか地方税（群税 3％）と

注4）https://www.hio.harvard.edu/employment-j-2-dependents［2023年 4 月閲覧］

社会保障税（6.2%），高齢者医療保険税（メディケア税；1.45%）がありま
す．この制度や率も，年と共に変わりうるのでご注意ください．

　J-1ビザ保持者は，下記の書類を提出します．IRS（米国内国歳入庁）に
提出します．
- 各州が設定する書類　→州へ（ケンタッキー州は740という書類）
- 1040NR（EZ，申告書類）という書類　→IRSへ
- 8843（非居住外国人であるという書類）→IRSへ
　8843は配偶者や子供の分も提出します．

　日本では家族の控除が受けられますが，こちらで控除を受けるために
は，妻や子供の納税者番号（ITIN）の取得が必要です．2～3ヵ月かかるよ
うで事前の準備が必要です．間に合わない場合や額が少額なら，シングル
のステータスで申告となります．職場から給与を受けていて，きちんと申
告するとしっかり還付があるようです．
　この面倒な作業は帰国の年も必要です．また，留学者でも暦年として3
年以上になると居住者扱いとなり，現地民と同じ手続きが必要になります．

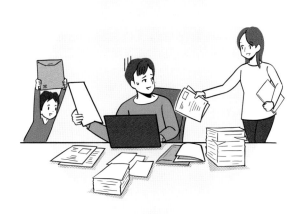

第14章

自動車について

Point!

- 異国での運転免許証取得は皆苦労している．
- 対応が人によって異なることがあるので，事務所を変えるなど対応を．
- 必要時間：車購入も数回の訪問が必要．2～3時間×数日かかる．免許取得にはSSN取得も含めて数週かけて1日数時間ずつ対応．アプリを使った現地の免許の勉強時間を確保する（数時間）．
- 必要金額：車保険に1台で年間3,000～5,000ドル．車購入費用（1万ドル以上）．免許申込，各種手続きに数十ドルずつ．

　渡航先によっては，生活に自動車が必須となることも多いと思います．ここでは米国に関することを中心にお話を進めます．米国では，おそらく一部の交通網が発達している都市（ニューヨーク，ボストン，サンフランシスコなど）以外では，車がないと生活もままならないこともあります．都心部に住んでいたとしても，**自動車を所有することで行動範囲は格段に広がり，米国の大自然に触れるなど，留学中に体験できることがより豊富になります．**もちろん，交通事故には細心の注意を図ってほしいものです．こうした綺麗事のほかに，医師や研究者の職場になる大きな病院や研究所は街の中心部にあることが多く，そうした地区は往々にして治安が悪いというジレンマがあります．米国だけでなく欧州も，都市の中心部は往々にしてどの都市も治安が悪いものです．郊外に住んで車で職場に通うというスタイルでないと，小さい子供を連れての留学の場合は，安全面など不安があるでしょう．余談ですが，車社会の米国ではいろんな飲食店にドライブスルーがあるだけでなく，銀行のATMまでドライブスルーです．郊外は車なしでは生活できません．

　運転免許については，おそらくほとんどのケースで住居やSSNを取得してから最後に時間がかかる手続きとして残り，また多くの落とし穴があるので最後の章にしました．

　車の必要がない場合や日本で運転免許を持っていない場合も，運転免許証はパスポート同様のID代わりに通用します．運転免許はいらない場合も，SSNを手に入れたらReal IDというカードの申請のためにDepartment of Motor Vehicles（DMV）に行ったほうがいいでしょう[注1]．Real IDカードというのは米国で使用可能な公的な証明書で，運転免許証の身分証の機能だけを取り出したものになります．米国人ではパスポートか運転免許証しか公的な証明書として使用できるものがありません．パスポートを持ち歩きたくない，かつ運転免許はいらないという人はReal IDカードを申請しておくと便利だと思います．またテロ対策として，映画館や米国国内の飛行機の搭乗に，米国人はこのReal IDカードを見せて入ります．運転免許証ではダメと法律が変わりました．逆に日本人が現地の運転免許をとっていても，飛行機で移動するときは，米国国内線でもReal IDカードを見せるか，パスポートを持ち歩くことになります．

自動車の購入：その2

　中古車がほとんどだと思いますが，コロナ禍を経て住居探しはwebツアーが主流になった今でも，車は現物を見て購入することをお勧めします．トランクの金具や，ドアの裏側など，壊れていては生命の安全に関わるものが，結構ヒビが入っていたりするものが多いからです．まずはインターネットや現地の情報誌で近場にあるカーディーラーを探しましょう．日本の自動車メーカーであれば，日本語を話せるスタッフがいる可能性が高いので，訪問前に確認するとよいでしょう．また米国では中古車の売買が盛んなので，CarMax[注2]といったような全米に展開している大手中古車メーカーで検索する方法もあります．

　現地のクラシファイドサイトで個人売買を探す方法もあります．帰国す

注1）DMV.ORGは公式DMVのホームページより見やすい（http://www.dmv.org/）［2023年4月閲覧］

注2）CarMaxは米国大手の中古車販売会社（https://www.carmax.com）［2023年4月閲覧］

る日本人が売りに出しているタイミングと合えば，日本語で取り引きできるので購入しやすいでしょう．市場価格より安く購入できるため，個人売買は割とメジャーに行われています．びびなび（☞**第9章**）などで探すとよいと思います．中古車の値段の相場は，Kelley Blue Book[注3)]というサイトで調べることができるので参考にしてください．その場合，自動車の名義変更を個人で行う必要がありますので，certificate of title というピンクの紙，smog check 証明書，契約書（指定なし）を売り手が用意しているかを確認するようにしましょう．購入後 10 日以内に DMV[注1)]に行って，自動車の名義変更の手続きを行い，自動車の売買価格による税金と変更手数料も支払います．このように購入を先にして，後で自動車保険に加入し，日本でいうところの JAF のような AAA[注4)]にも必要であれば加入する，といった方法も可能です．ただ購入自体はできても，**保険なしには公道を運転することはできません．**

　以下は実際に私がケンタッキー州で CarMax を利用した手順です．

❶下見をしてルイビル支店に置いてある車をいくつか見せてもらい，走行距離や車の状態を確認しました．お店には広大な敷地に何百台も置いてあります．

❷これはという車を見つけたら仮押さえしてもらい，17 桁の車両登録番号をゲットして，保険会社に見積もりを出してもらいました．私は Loyalty Group Insurance Services（LGIS）という会社を利用しました．

❸保険会社とやりとりして手続きを進めます．基本的に米国では自動車保険に新規で入ると，1 台で年間 3,000〜5,000 ドルと高額を請求されます．これは日本人に現地での運転実績がないためです．実際の保険の払い込みは，契約して 1 ヵ月後などに請求が来たりします．とにかくここでは Policy number をゲットすることが目標です．

❹保険の Policy number をゲットしたら再び CarMax に行って手続きを進めます．1 週間以上かかるのならば仮押さえを延長してもらいます．

❺この時点では SSN が届いていなかったり，州の運転免許を持っていない

注3）Kelley Blue Book の Car Values でお目当ての中古車の年式，車種などを打ち込み，相場を把握するとよい（http://www.kbb.com/）．米国からアクセス可．

注4）AAA（American Automobile Association）は加入者に対して救援などのロードサービスを提供してくれる（https://www.aaa.com）［2023 年 4 月閲覧］

人がほとんどですので，パスポートと国際運転免許証で話を押し切ります．契約には説明も含めて2時間以上かかるでしょう．支払い方法を分割か一括かで選択します．このお店では現地の銀行の小切手（☞**第8章**）やクレジットカードと言われました．多額の支払いのため，現地に開設した銀行口座や，カードの限度額を確認したうえで対応しましょう．

❻チェーン店のため，DMVなどの届けは代行してくれます．この後，厚紙でできた仮のナンバープレートをつけておきます．1～2週間ほどで本物のナンバープレートが届きます．届け先を自宅かお店か選べます．自宅のポストに入らない可能性もあり，お店にしてもらいました．お店からナンバープレート届いたよーと連絡が来て，お店に行きます．そして工具を借りて自分でつけます．なんでもDIY（do it yourself）です．

COLUMN 19
何事も担当者と仲良くなる

　中古車の購入にあたり，担当者と仲良くなる，可能ならシフトも聞いておくことは大事でした．海外のレストランではウェイターさんがテーブルごとに決まっているように，車の購入も波長が合う担当者と話を進めたほうがよいです．特に「外国人でありながら車を買う」という特殊な状況なので，お店に行く日を変えて担当者が変わると，また最初からSSNやまだ現地の運転免許がないことを説明しないといけないので，結局時間のロスになります．きちんと買うことを示して，あなたから買いたいと誉め殺しをすれば対応してくれるでしょう．私の担当はたまたま海兵隊上がりの人で，岩国航空基地で勤務経験があるなど日本通でラッキーでした．最終的にはその人のシフト表を教えてもらい，自分の予定とこの担当者のシフト表を見て，以降のお店訪問の日程を決めて行くようにしました．

　このように車の仮押さえなどは渡航後比較的すぐでも対応はできます．Social Securityオフィス訪問は平日しかできないのと異なり，こうしたお店は土日も空いているので，渡航直後のスケジューリングにご活用ください．　　　　　　　　　　　　　　　　（永田向生）

運転免許申請に必要な書類

　米国の運転免許に必要な書類をマニュアル化できないでしょうか？否，できません．担当者のさじ加減によって振り幅が大きいことと，システムもどんどん変わるからです．これは運転免許が米国行政の中でも，安全保障局や運輸局，さらには外国人相手の移民局など様々な部署が絡んでいるから，と説明されます．色々な留学生の失敗談がブログなどに書かれていますが，ため息と涙なしには見ることはできません．

　しかし運転免許証が手に入ると写真付き ID としても通用できます．パスポート/ビザと国際運転免許証以外に自分自身を証明できるものを手に入れられるという意味ではセットアップの最終段階とも言えるでしょう．

　それではまず，以下に J-1 ビザ保持者向けの必要書類を掲載します．あくまで2023年時点のものを記載していますし，この通りに用意して行っても色々言われてしまうことがあります．それが外国流なのだと諦めないといけません．何せ DMV の人達も「私たちもよくわからないの」と言っているくらいですから．

①パスポート/ビザ
②I-94
③DS-2019
④SSN の原本
⑤雇用を証明するレター（1ヵ月以内のもの）
⑥1ヵ月以内の「日付が入った」「自宅宛の郵便物」
⑦SAVE の番号
⑧国際運転免許証，日本の運転免許証
⑨予約確認番号の入った紙

　実際はこれらを手配しながら，まず3週間前からの予約が可能な（後述）筆記試験の予約を取ることになります．①〜④についてはこれまでも様々な手続きで使ってきているでしょう．SSN は番号さえあればよいという事務所もあるようです．⑤については微妙です．雇用に関する契約書や通知書をもらってから留学する場合で，試験を受ける時点で日数が経過しており，1ヵ月以内というのが難しいときは，職場の上司に日付を上書きして

サインしてもらうなど対応が必要かもしれません．⑥は電気・ガスの請求書や銀行口座からの郵便物などが必要になるでしょう．⑦の Systematic Alien Verification for Entitlements Program（SAVE）は移民の管理に関するもので，前提として勤務する施設か自分で移民局へ届出をしてから20営業日ほど後に反映される 13 桁の番号（冒頭に 00 がついていて 15 桁）番号です．米国移民局のホームページ[注5]から DS-2019 の右上についている SEVIS Identification Number やパスポートナンバー，I-94 の番号などから自分の 13 桁の番号を確認します．複数の方法で数字が異なっていないことを確認しましょう．「あなたのケースは当局に戻りました（Case Returned to Agency）」の状態なら運転免許試験受験可能です．⑧，⑨はオプションです．そもそも運転免許試験場は車でないと行けないところなので，そこまで車を運転してくる必要があるわけですが．

J-2 ビザの運転免許申請

　続いて，家族（配偶者）に免許が必要な場合についても説明します．筆記試験の予約も同様に必要ですが，実際の受験日の 2 週間ほど前に DMV に行って「試験の申請」というものが必要です．このあたりが，外国人を相手にしているかどうかで本当に人によって対応が変わります．いずれにせよ，下見も兼ねて一度 DMV に行く方が無難です．かつては試験の申請に相当する Blue letter をもらってから試験を受けていたようですが，これが今は web 上のシステムになっています．J-2 ビザ保持者にとって Blue letter が重要だったのですが，その存在が何なのか・何を組み合わせて Blue letter とするのかすらも時期・地域によってまったく定まっていないという体たらくです．日本の常識は通用しません．いずれにせよ，J-2 ビザ保持者は事前に 30 ドル払って登録して試験を受けるようです．このとき領収書が証明になるので，保管しておきましょう．ここから 2 週間ほど待たされて，SAVE との確認をとっています．Case Verification Number をもらうこともあるのですが，もらえなかったりします．**本当に担当者によって対応が異なります．**

注 5）SAVE の確認先（https://www.uscis.gov/save/save-casecheck）[2023 年 4 月閲覧]

①パスポート/ビザ

②I-94

③DS-2019

④SSN 不許可証明書

⑤1 ヵ月以内の「日付が入った」「宛名入りの」「自宅宛の郵便物」

⑥SAVE の番号

⑦J-1 保持者と関係があることを証明する書類

⑧国際運転免許証，日本の運転免許証

⑨予約確認番号の入った紙

　①〜③は J-1 ビザ保持者と一緒です．④は SSN 不許可証明書，つまり SSN が取れないことを証明する書類です．**第 13 章**で触れた，右下に Form SSA-L676 という型番が入った書類です．⑤については配偶者宛の郵便物がないこともあり注意が必要です．電気・ガスや銀行口座の登録を夫婦連名にしておくとよい理由がここにあります．これらも生活を始めてすぐには手に入らないこともあるので，運転免許申請に時間がかかってしまうわけです．⑥の SAVE については，J-2 ビザ保持者はパスポートや I-94 の番号などから確認します．SAVE Case Check には 20 営業日かかるとされていますが，最初の数日は渡された紙に書かれたケース番号（Case Verification Number）を SAVE のホームページで登録しても何も進んでいません．ある日突然に「あなたのケースは当局に戻りました（Case Returned to Agency）」になったら受験可能な状態です．⑦〜⑨はオプションです．

運転免許取得

　DMV で免許を取得します．各州で交通法規が異なるので注意が必要です．web サイトで試験日の予約ができるか確認しましょう．州の公式ホームページよりも，DMV.ORG というサイトが使いやすくて便利です[注1]．

　以下，運転免許試験の流れを紹介します．

★ Written Test（筆記試験）

　まずは web サイトで試験日の予約を取ります．予約をとらないでも DMV に行けば受験できますが，待ち時間が長いので予約を取ったほうがよいでしょう．web サイトにはバイクの試験・筆記試験・運転試験と 3 つ

ありますが，まずは自動車のための「筆記試験」からですので間違えない
でください．地域によりますが，概ねその会場の3週間前の朝8時から予
約ができます．人気の会場の予約枠はものの数分で消えるので，お目当て
の日の3週間前にパソコンの前に座って予約しましょう．日本からでも予
約できるので，渡航直前に予約だけ入れておくことも可能です．

　当日は免許証発行料金の支払い，視力検査，免許証の写真撮影などを完
了した後，筆記試験を受けます．この順番は当日の混雑具合によって前後
することもあります．文章問題と標識問題があります．カリフォルニア州
でもケンタッキー州でも希望すれば日本語の問題が出てきますが，少しお
かしな和訳でしたので，引っ掛け問題なのか悩むこともありました．基本
的に4択試験で，終了したらその場で採点してくれます．コンピューター
形式のものでは40問中8割正解がボーダーなので，8問以上間違えたら強
制終了です．難しい問題は後回しにすることもできます．私はルイビル市
内での予約があまりに取れないため，田舎のElizabeth townというところ
で受けたのですが，紙に丸をつけてその場で採点してくれるものでした．
4択じゃなくて3択だったし，視力検査も「メガネかコンタクトしてる？
見えてる？」で何もなく終了．試験部屋では携帯電話などを見ることはで
きず，基本的に子供は入れません．家族で留学している場合は，交代で受
験しに行くか，一緒に行ってどちらかが子供を見ている間に交代で試験部
屋に入ることになります．

　3回まで受験可能で，合格するとTemporary Permitsがもらえます．可
能ならDriving Testも予約をして帰りましょう（これはwebでもできます
が）．国際運転免許があればその場で試験してくれたという武勇伝もある
ようですが，難しい気がします．2週間ほどで仮免許証が自宅に郵送され
てきました．

★ Driving Test（運転試験）

　Temporary Permitsが発行されると，運転免許を持っている人を助手席
に乗せて公道で運転練習ができるようになります．Driving Testの際は，
保険に入っている自動車を自分で持ち込み（運転免許を持った人を助手席
に乗せて）受験します．運転に自信がない人は，教官をつけたりドライビ
ングスクールに通うこともできます．テストを受ける前に，DMV周辺を
少し運転して慣れておくことをお勧めします．

　国際運転免許保持者は Written Test からすぐに受けられるという情報もあって，すぐに私は 3 週間後の試験を登録しましたが，Driving Test 当日に，30 日以上経過しないと受けられないよと追い返されてしまいました．30 日以降してから予約するのが無難なようです．これも本当に担当者によって説明が変わります．

　まず車を停車したまま，手信号，方向指示器，ブレーキランプ，ライトなどの確認を行います．その後，助手席に試験官が乗り込み，DMV 周辺の公道を 15 分ほど走行してテストが終了します．車をバックさせるときに，バックモニターを見ないでできるかをみるため，モニターを隠す試験官もいるようで，注意が必要です．私のときは見ていいよと優しく言われました．減点方式で，持ち点が残っていて，以下の critical driving error がなければ晴れて合格です！

①Critical driving error（重大な運転ミス）
②Intervention by examiner［試験官が介入（言動でも）しなければならないような運転状況］
③Strikes object/curb（車が他の車・物などにぶつかる，路肩に乗り上げる）
④Disobeys traffic sign or signal（道路標識に従わない）
⑤Disobeys safety personnel or safety vehicles（スクールバスや警官，消防車などへの対応がよくない）
⑥Dangerous maneuver（危険なふるまい）
⑦Speed（法令スピードを違反する）
⑧Auxiliary equipment use（ワイパーやヘッドライトなどを必要時に使用できない）
⑨Lane violation（レーンを逸脱する）

　縦列駐車と turn over（いったんバックして車のお尻を少し入れて，元来た道を戻るターンのこと）は必須の手技です．turn over を知らなくて，路上で U ターンして 1 発アウトになった話は聞きました．

　合格すると数週間後に運転免許証が送られてきます．それまでは国際運転免許証と日本の運転免許証・仮免許症（届く前なら紙切れ 1 枚の Temporary Driver License）を携帯して運転するのが無難です．運転免許証がな

なか届かなければ，DMV に問い合わせたほうがよいと思います．

日本の運転免許をそのまま書き換えできるのか ✈

　私はここまで苦労して，ケンタッキー州ルイビルにて運転免許を取れましたが，最後に「日本からならそのまま運転免許の書き換えできるんじゃないの」と DMV の担当者に言われました．

　調べてみたところ，米国の一部の州ではできるようです．2016 年に，在シアトル日本国総領事とライセンス局長とで「運転免許試験の一部の相互免除に関する協力覚書」への署名が行われました[注6]．これは，日本国およびワシントン州の権限のある当局双方が，他方の権限のある当局が付与した運転免許を有する者からの運転免許の申請があった場合，それぞれの法令に従い，学科および実技の試験を免除する内容となっています．

　これによると，下記書類を準備して，ワシントン州なら申請することができるようです．
- 自動車運転免許抜粋証明（領事館で申請する必要がある）
- 有効な日本の運転免許証（原本）
- 米国国内の住所の分かる資料（例：公共料金の請求書）
- 手数料：90 ドル程度
- SSN

　2023 年現在は，あくまでごく一部の州のようです．総領事館の近くにお住まいなら試してもいいかもですが，DMV 担当者によって対応が変わること，有効な日本の運転免許証に穴を開けられた事例があること（同じ時期に有効な免許 ID を 2 枚持てないという米国の規定があるため），その州の運転ルールを勉強していたほうがやはり安全（赤信号でも右折できるなど日本と異なる）などを考慮して検討してみてください．

注 6）https://www.seattle.us.emb-japan.go.jp/itpr_ja/00_000207.html
　　［2023 年 4 月閲覧］

COLUMN 20
運転免許試験の勉強

　米国は「合衆国」なので，各州で微妙に異なるのが交通法規です．その勉強にはアプリを用いました．私の場合は，ケンタッキー州だったので，「Kentucky DMV」とアプリを検索すると出てきました．200問以上の過去問がプールされていて，連続 30 問で 8 割取れるかという試験形式のものもあります（実際の試験は 40 問です）．下記に，日本人には馴染みの薄い交通用語の英語を記します．

blow out　パンクする
curb　縁石
detour　迂回する
dusk　夕暮れ
ease off　緩める
four-way flashers　ハザードランプ
the gas (pedal)　アクセルペダル
pavement　舗装道路，歩道
probationary license　仮免許
shoulder　路肩
skid　スリップする
overcast　どんより雲の
yield　譲れ（標識では周囲に注意して進む）

　実技試験（Road Test）は日曜日などに運転免許試験場が開放されていて練習可能です．同じ州内であれば，筆記試験と実技試験を異なる運転免許試験場でも受験可能です．

（永田向生）

COLUMN 21
SSN なしで DMV

　留学開始直後に悩むのが，SSN を取得する前から運転免許取得を進めてよいのか？ という問題です．つまり，仕事が始まる前の日中時間がとれる期間中に DMV に行きたいけれど，まだ SSN が届かないという状況です．結論から言いますと，そのような状況でも運転免許取得を進めることはできます．筆記試験の際の受付で「SSN は申請中です」と言ったら試験を受けることができました．DMV の窓口もいい加減ですので，対応する人によっては何か言ってくるかもしれません．窓口の対応が一律ではない，というのはよくあることですので，この場合は日を改めるなり，観念して SSN が届くまで待つなりしてください．

　このように私は SSN なしで筆記試験も路上試験も受験でき，無事に合格できたのですが，合格から 8 週間経っても運転免許証が届きませんでした．DMV の窓口に行くと，SSN の番号がないから発行できなかった，と言われその 2 週間後くらいに届きました．SSN がなくて発行できないから連絡してあげよう，という発想は DMV では持ち合わせていませんので注意しましょう．窓口に行かなければ，絶対に運転免許証は届きませんでした．

　まとめますと，SSN は運転免許取得時の試験受験に必須ではありませんが，運転免許証発行には必須のようです．余談ではありますが，運転免許証を 8 週間待っている間に，他人の運転免許証が自宅に届きました．郵送もいい加減なのです．

（大谷隼一）

MEMO

おわりに

　本書を手にとっていただき，ありがとうございました．当初，本書のタイトルを『若手医師への留学のすすめ』のようなものにしようと考えていましたが，あまりに啓発的で海外留学至上主義のようなニュアンスも含んでしまうかと思い執筆中に変更しました．留学がすべての人にとって幸せで充実した時間になるかどうかは私にはわからないからです．留学中はストレスも増え経済的にも苦しくなることもあり，日本にいたら手に入れていたかもしれないチャンスも逃します．そのリスクをとっても留学の選択をするとしたら，日本では味わえない刺激的な生活を体験できることが唯一の理由だと思います．それまでに出会えなかった人と接し，生活スタイルを変えざるをえない状況の中で，これまで自分が描けなかったビジョンをもてるようになる．これが留学することの最大のリターンなのだと個人的に思います．しかし，何事もただリスクを取るのは無鉄砲ですので，しっかり留学に向けて準備することが，チャンスとそこからのリターンを得るには必要です．本書が準備段階での羅針盤として一助となれば，との思いから，サブタイトルは「医師が知るべき留学へのコンパス」としました．本書を読まれた後に読者の皆様がポジティブな影響を受け，何か行動を起こすことがあるならば，私にとってそれ以上の幸せはありません．

　若輩者の私が本書を執筆するにあたり御協力くださった方々は多岐にわたり，私の拙筆ではとてもすべての感謝の意を表現できません．留学前から貴重な情報をくださった UCSF 日本人会の皆様には，本書の内容のほとんどすべてを教えてもらいました．留学中で打ち合わせもままならない中で，密に連絡をとっていただき，ときに執筆を励ましていただいた南江堂編集部の W 杉山こと杉山孝男氏，杉山由希氏，および鈴木佑果氏の御尽力なしでは本書は存在しませんでした．出版のチャンスを与えてくれた同社の小立健太氏，ありがとう！日本と米国間で Skype までしてくださった英文監修の Larry Frumson 氏，I am grateful for all your support !! 留学のチャンスを与えてくださった東京大学医学部整形外科学教室と，御多忙に

もかかわらず監修の労をとってくださった同教室 田中栄教授に深謝いたします．そして，快く私を留学に送り出してくれた日本の家族にも心から感謝します．

（大谷隼一）

第2版のおわりに

　最後までお読みいただきありがとうございました．臨床医として勤務しながら，バタバタと渡米準備をしていた中で，大谷先生が執筆されたこの本の初版は常に手元にありました．ときにチェックリストに印をつけて活用し，まったく未知の世界に旅立つ際もやはりコンパスとなる本があると，心強く感じていました．

　振り返ってみると，私は2022年8月後半のコロナ第7波のピークの中で出国したのだなと気づきました．渡航直前は他の人との接触を避けて，無事に飛行機に乗れるのか気が気でありませんでした．医師や研究者の留学については，いろんな方がその是非を論じています．ネットが発達している中で，留学不要論もあります．そこで議論されているのは，医師や研究者の留学の成否についてです．

　この本を手に取っていただいている時点で，読者の方々は留学に興味がある状況だと思いますので，すでに留学への態度については肯定的であるというバイアスがあります．留学の成功とは何でしょうか？　留学はマラソンと同じで，無事に終えれば（完走すれば）まずは成功だと言えるのではないでしょうか．個人的な意見ですが，五輪を目指してタイムを縮めようとする超人を除いて，多くは健康のためにマラソンをしているのと同様に，留学がまずは自分とその家族にとって良い時間になれればいいのではと思います．研究が未完に終わっても，心身が健康のまま戻ってくれば，十分な成功なのではないでしょうか．それでもやはり，行くからには面倒な手続きは簡略化して，本職に打ち込めればいいに決まっています．本書がその煩雑な手続きを少しでも緩和できたのであれば，これ以上の喜びはありません．

　私の周りの日本の研究室には，多くの外国人を受け入れて研究成果を出している施設もあります．これこそが科学界で本来日本が目指す立場であったはずなのですが，昨今の円安や日本の科学論文数の低下含めて，日

本という国の国際的な地盤沈下についてはひしひしと感じています。かつての明治維新の時期と同様，いま一度，多くの医師・研究者が留学して，再び諸外国の良いところを取り入れて，私の大好きな日本がまた飛躍することを願ってやみません。

　本書の執筆にあたり，多くの御協力をいただきました。かつてルイビルに留学されていたＡ先生，Ｏ先生，Ｙ先生たちには，留学前から貴重な情報をいただき，本書の内容のほとんどすべてを教えてもらいました。執筆にあたり密な連絡でサポートいただきました南江堂編集部の八幡晃司氏，仲井丈人氏，千田麻由氏，そして小立健太氏に激励いただきまして本書は完成いたしました。ありがとうございます。

　大変な時期に留学の許可をいただき，送り出していただいた東京大学医学部整形外科学教室の皆様に深謝します。現場の人数が１ヵ月減ってしまう中，Ｓ先生，Ｙ先生，Ｏ先生には特に色々な対応をしてもらったと思います，ありがとう。御多忙にもかかわらずCOLUMNを執筆いただいた大学同期の太田峰人くん，初版に引き続き監修の労をとってくださった同教室 田中栄教授に深謝いたします。そして，快く私たちを留学に送り出してくれた私と妻の両親たち，たくさん喧嘩もしますが一緒に米国で過ごしている私の家族に，心から感謝します。

（永田向生）

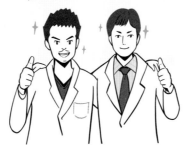

MEMO

索　引

★初版＆第2版

大谷 隼一（おおや じゅんいち）

■経歴
東京都生まれ.
2006年　名古屋市立大学医学部卒業
2008年度より東京大学医学部整形外科・脊椎外科学教室に入局し，関連病院で整形外科医としての研鑽を積む. 東京大学医学部附属病院勤務中に留学の機会を得るも，準備に非常に苦労する.
2015年よりカリフォルニア大学サンフランシスコ校に留学
2017年　医療を支える医師の日常を豊かにすべく，株式会社クオトミーを創設

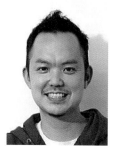

■主な所属学会
日本整形外科学会（専門医，認定脊椎脊髄病医），日本脊椎脊髄病学会（指導医）

■趣味
ランニング，旅行，ダイビング

★第2版

永田 向生（ながた こうせい）

■経歴
福岡県生まれ.
2010年　東京大学医学部卒業
2012年度より東京大学医学部整形外科・脊椎外科学教室に入局し，関連病院で整形外科医としての研鑽を積む.
2021年　同教室医局長. 複数の留学準備中の医局員と対話する. 東京大学医学部附属病院勤務中に留学の機会を得るも，やっぱり準備に非常に苦労する.
2022年より Norton Leatherman Spine Center に留学中

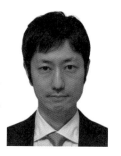

■主な所属学会
日本整形外科学会（専門医，認定脊椎脊髄病医），日本脊椎脊髄病学会（指導医）

■趣味
水泳，ゴルフ，旅行

ただいま留学準備中（改訂第2版）
医師が知るべき留学へのコンパス

2016 年 4 月 20 日　第 1 版第 1 刷発行	監修者　田中　栄
2023 年10月15日　改訂第 2 版発行	著　者　永田向生，大谷隼一
	発行者　小立健太
	発行所　株式会社 南 江 堂

〒113-8410 東京都文京区本郷三丁目 42 番 6 号
☎(出版)03-3811-7198　(営業)03-3811-7239
ホームページ https://www.nankodo.co.jp/
印刷・製本 三報社印刷
イラスト・装丁 渡邊真介

Preparing to Study Abroad, 2nd Edition
©Nankodo Co., Ltd., 2023